Trois ans et plus si affinités...

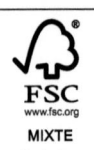

Trois ans et plus si affinités...
Marie SOUTON

©2022, Marie SOUTON
Édition : BoD - Books on Demand, info@bod.fr

Impression : BoD – Books on Demand,
In de Tarpen 42, Norderstedt (Allemagne)

Impression à la demande
ISBN : 978-2-3224-5774-8

Dépôt légal : Novembre 2022

Photo de couverture : SOUTON Marie
Modifiée par Sandra PARIS

Je remercie tout le monde, les méchants comme les gentils car c'est aussi çà la vie !
Et comme l'a dit Nelson Mandela, pour qui j'ai la plus grande admiration :
"Je ne perds jamais. Soit je gagne, soit j'apprends."

II
Fausse délivrance

Mercredi 20 Décembre 2017

C'était le devoir ultime qui clôturait nos trois ans de dur labeur. LE devoir qui nous terrorisait tous. Nous avions mis un an, pratiquement, à l'élaborer entre guidances, restitution des notes de recherche et constitution du plan. C'était un travail colossal.

C'était, aussi, la raison pour laquelle il était nécessaire de bien s'entendre avec son directeur de mémoire.

J'avais eu de la chance. J'étais sur la même longueur d'onde que ma directrice. Nous nous connaissions, déjà. Elle faisait partie de mon équipe de formateurs.

Nous avions jusqu'à midi aujourd'hui pour rendre notre mémoire.

Alors que je bataillais pour le terminer, une de mes anciennes connaissances m'avait appelée. J'avais vu son numéro s'afficher sur mon portable et hésité, avant de répondre. Finalement, je m'étais dit que ça ne durerait pas longtemps et que ça ne perturberait pas mon niveau de concentration.

C'était un homme que j'avais rencontré quelques années, auparavant. J'étais vraiment sous son charme, à l'époque, mais il m'avait préférée une autre. J'avais, alors, tourné la page.

Depuis, trois mois, il était revenu dans ma vie.

Son mariage s'était avéré être une catastrophe et j'avais eu l'impression qu'il essayait de reprendre au point où nous en étions restés. Se dépeignant comme une victime, il m'avait expliqué que sa femme l'avait trompé avec un internaute. C'était toujours lui, la victime.

J'avais écouté sans mot dire. Il cherchait mon soutien mais j'avais la ferme intention de rester neutre, de ne pas prendre partie.

C'était bien facile de se pointer "la gueule enfarinée" et de jouer les victimes, alors que lui-même avait été un bourreau des cœurs, collectionnant les conquêtes comme on respire.

Comme on disait : "la roue tourne".

Lorsque j'avais répondu, il avait essayé de me convaincre de faire une pause : il disait que ce n'était pas bon de travailler autant. Toute la conversation durant, il avait insisté pour que j'arrête de me consacrer à mon mémoire.

Sentant qu'il tentait d'exercer son influence, comme auparavant, je l'avais, sèchement, expédié.

Pour la première fois depuis longtemps, j'avais un projet qui me tenait à cœur et guidait ma vie. Mon mémoire, c'était mon bébé. Personne ne pouvait de me détourner de lui et je n'avais pas de temps à perdre. Alors, je lui avais répondu qu'il fallait qu'il arrête de m'appeler et qu'il faisait partie du passé. C'était le seul moyen que j'avais trouvé de m'en débarrasser le plus rapidement possible.

Il n'avait pas insisté, pensant sûrement que je le rappellerais le lendemain pour lui présenter mes excuses.

Je savais que c'était mieux ainsi : il était toxique et manipulateur, un peu, pervers narcissique et j'avais eu peur de retomber sous son emprise. Mon mémoire m'avait sauvée, quelque part...

Cinq minutes de communication téléphonique, cinq minutes perdues mais une liberté retrouvée et affirmée. J'avais dit "non", "STOP !". Tout ceci m'avait un peu déstabilisée mais, aussi, redonnée de la force. J'avais repris le travail, enthousiaste.

Il était trois heures du matin. J'avais un peu bâclé la conclusion, j'étais à bout. Alors, je m'étais assurée la moyenne.

Il ne restait plus qu'à tout relier à l'imprimerie qui jouxtait l'université.

Comme image de couverture, j'avais choisi un des thèmes du plafond de la chapelle Sixtine : "La création d'Adam" de Michel Ange. J'étais assez fière de mon choix. Je trouvais que cette œuvre collait à merveille avec le concept que j'avais développé : le soin relationnel. L'œuvre peinte était, pour moi, la représentation de la vie même, du souffle de la vie, de la main tendue vers l'autre, de l'empathie, de l'humanitude.

Mes années d'arts plastiques me revenaient en mémoire.

J'aimais la renaissance italienne et c'était une manière pour moi de me souvenir du chemin parcouru.

Koudé et moi nous étions données rendez-vous à onze heures. Nous pensions que ce serait largement suffisant pour rendre, à l'heure, le devoir. Mais, c'était sans compter sur la file d'étudiants qui attendaient pour imprimer leur mémoire, comme nous.

J'avais tout mis sur ma clé USB: la page de couverture, la note aux lecteurs (« Il s'agit d'un travail personnel et il ne peut faire l'objet d'une publication en tout ou partie sans l'accord de son auteur.»), l'abstract, le mémoire et mon devoir d'anglais.

Un vent de panique avait soufflé sur moi. Mon dossier "devoir d'anglais" était vide. J'étais au bord des larmes. Un devoir non rendu, c'était le zéro assuré et peut-être, qui sait, éliminatoire. J'étais anéantie.

Heureusement, Koudé, avec son calme légendaire, m'avait persuadée que ce n'était pas grave : Il fallait, selon elle, m'expliquer auprès de nos professeurs.

Koudé, Koudedia de son vrai prénom, était grande et élancée. La tête dans les étoiles, elle arrivait, toujours, avec une démarche et une attitude nonchalantes, ce qui lui avait, régulièrement, valu d'être prise pour une paresseuse, une tire-au-flanc. Encore une histoire de stigmatisation. Elle était belle comme un cœur : c'était une malienne à la peau claire, avec des yeux de biches, couleur miel, à damner un saint. Sa beauté lui valait, encore plus, de passer pour une écervelée. Mais, contrairement à ce que beaucoup de gens pensaient, elle avait la tête sur les épaules et ne se laissait pas facilement abattre. Elle était persévérante et avait été mon soutien, ce jour-là.

Il était onze heure quarante cinq et la file d'étudiants présente en amphithéâtre pour la restitution du mémoire m'assurait une demi-heure de battement. J'allais en salle des professeurs expliquer ma situation.

Dans mon malheur, j'avais de la chance : il y avait des problèmes de transports et de nombreux élèves avaient appelé pour prévenir de leur retard.

Compréhensive, mon professeur m'avait expliquée qu'ils avaient repoussé l'horaire de restitution. J'avais une demi-heure pour reproduire mon devoir d'anglais. Heureusement, je l'avais terminé la veille. Il était, donc, toujours présent dans mon esprit. Et puis, j'étais dans le meilleur groupe d'anglais. Encore une fois, je tentais de m'assurer la moyenne. Cette fois-ci en un temps record, soit dix minutes. Je suais sang et eau. Je n'en pouvais plus.

À midi trente, en nage, je rendais mon devoir complet, alors que certains élèves étaient, toujours, coincés dans les transports…

Koudé, elle, affichait un grand sourire de satisfaction.

MEMOIRE DE FIN D'ETUDES

(A lire en Annexes)

L'INTERET DU SOIN RELATIONNEL DANS LA PRISE EN CHARGE INFIRMIERE

UE 5.6. S6

ANALYSE DE LA QUALITE ET TRAITEMENT DES DONNEES SCIENTIFIQUES ET PROFESSIONNELLES

20 DECEMBRE 2017

II
Fausse délivrance (suite)

Lundi 29 Janvier 2018

Les résultats étaient tombés : J'avais eu douze sur vingt en anglais, et quatorze pour le mémoire.

La soutenance s'était bien passée.

Mon professeur m'avait confiée qu'elle voulait me donner un seize mais le correcteur qui l'accompagnait, avait refusé, mettant en avant la conclusion bâclée.

Malgré tout, j'étais bonne pour le rattrapage : j'avais, lamentablement, échoué au TP (travaux pratiques) de pose de chambre implantable. Comme à chaque épreuve manuelle, la peur m'avait tétanisée.

L'obtention de mon diplôme était, donc, reportée au mois de Juillet.

J'étais bonne pour le rattrapage, mais à mon grand désespoir, pour un nouveau stage, aussi.

Rien que d'y penser, j'en avais mal au ventre.

Dimanche 25 Février 2018

J'aimais ma vie de célibataire : libre de tout.

J'avais cette sensation de bonheur, de plénitude.

Il faisait beau, ensoleillé. Le ciel était bleu, les jardins à peine bourgeonnants et derrière la baie vitrée, j'imaginais un froid sec à fendre les joues. Je jetais un coup d'œil au thermomètre extérieur : zéro degré.

Je m'étais réveillée à midi seize, très exactement, comme une fleur.

Pour petit déjeuner, j'avais pris des tranches de pain avec du fromage fondu, une assiette de riz, tomates coupées en tranche, brandade de morue recouverte à la façon Jackson Pollock, de sauce chili ultra-piquante, sans oublier les rondelles d'oignon. Gargantuesque ! J'avais une faim de loup. Tout çà, devant ma série du dimanche : "Sex and the City".

Pantoufles écossaises au pied, affublée de mon jogging et de mon peignoir orange, je me sentais vraiment bien.

Ma "Loïs" émergeait à quatorze heures, les cheveux en vrac mais la fraîcheur de la jeunesse sur son visage. Elle m'avait à peine parlé, avait mangé ses céréales et était retournée dans sa chambre, traînant la savate et les chats derrière elle : ils savaient qu'ils allaient passer une après-midi de rêve, à ses côtés, au lit.

Les résultats tombés, j'avais accusé le coup pendant quelques jours. J'avais fait bonne figure devant mes copines qui avaient insisté pour aller fêter leur diplôme et la fin des études, au resto.

Mais, intérieurement, j'étais effondrée : j'avais une boule dans la gorge qui me faisait un mal fou. C'étaient les sanglots qui se bousculaient au portillon, après trois ans de dur labeur et devant la déception d'avoir encore à faire mes preuves. Malgré tout, j'avais tenté de ne rien laisser paraître. Et je pense que les filles n'avaient rien vu.

Depuis, j'avais repris du poil de la bête. Mais, j'étais quand même déçue.

J'allais, aussi, devoir retourner, temporairement sur mon ancien lieu de travail car je n'avais pas assez de congés pour éviter cela. À moi, les agrafeuses et les tâches administratives !

Jeudi 17 Mai 2018

Mon stage de rattrapage sans ECTS se déroulait du trente Avril au dix-huit Mai en Hépato-Gastro-entérologie et j'y vivais un véritable enfer. J'avais la boule au ventre et me promettait à chaque fois que je me rendais dans ce service, de ne plus jamais y mettre les pieds.

Je me demandais, régulièrement, si j'étais faite pour être infirmière, pourquoi j'étais là et laissais une infirmière m'infliger autant de souffrance alors que j'avais pour objectif de soulager celles des patients et d'être au service de l'Autre…

Le soir, j'explosais, je pleurais. J'avais tellement encaissé, toute la journée. C'était la politique du "marche ou crève". On nous demandait à nous, étudiants ou jeunes diplômés de gérer une salle plus rapidement qu'une infirmière confirmée.

Je serrais les dents, je ravalais ma fierté, ma rage. Je me retenais de répondre. Je ne pensais qu'à une chose : l'annotation sur ma feuille de stage, un stage qui ne comptait même pas, sauf si votre appréciation était pourrie.

Je m'étais montrée forte devant une aide-soignante qui m'avait dit tout bas : "Courage !" ou encore devant l'infirmière qui m'avait encadrée la veille, trouvant que je me débrouillais très bien. Elle m'avait demandé à mi-voix : "ça va ?..."

J'avais ravalé mes larmes, devant une étudiante de troisième année qui était là depuis huit semaines et jouait les "faillotes" devant mon tortionnaire, mais aussi, devant l'élève de première année qui n'avait pas encore vécu tout ça et m'avait soufflé, encore une fois : "ça va ?... T'as l'air fatigué, ça se voit tout de suite, sur ton visage."

Je me cachais au plus profond de moi pour pleurer, crier, hurler.

L'infirmière m'avait demandé de faire une injection d'immunoglobuline pour renforcer les défenses immunitaires d'un patient, ce qui en soi, ne me posait pas de problème mais il y avait tout un protocole à respecter dans la mesure où des complications, pouvant aller jusqu'au choc anaphylactique, étaient possibles. Je ne voulais pas faire n'importe quoi.

Mais, elle m'avait dit que je n'étais pas assez rapide.

On blâmait tellement les soignants qui faisaient des erreurs mais il en était, de même, pour les étudiants qui prenaient des précautions.

La rapidité n'était pas toujours signe de d'efficacité quand il s'agissait de la vie d'autrui.

Lors de mon premier stage en unité de soins longue durée, j'avais vu des soignants se dépêcher de faire les toilettes du matin pour pouvoir regarder les feuilletons de onze heures sur la première chaîne télévisée ou pour s'affaler, portable en mains, dans le poste de soins, alors que certains patients attendaient la mort et avaient besoin d'un peu d'attention. À mon grand soulagement, je n'avais pas revu cela, depuis.

Toujours était-il que j'avais hâte de terminer ce stage, mais j'avais tant d'appréhension à l'idée de ne pas le valider.

Mercredi 23 Mai 2018

Jamais je n'avais eu une telle feuille de stage : j'avais eu quatre non-acquis, ce qui compromettait fortement la validation de mon stage. Elle avait été validée par l'infirmière faisant fonction de cadre. J'étais perdue...

Mais, j'avais une bonne étoile.

Ma référente pédagogique avait appelé la cadre de service permanente pour lui signifier son mécontentement quant au côté critique de la situation : son élève jouait son diplôme sur un stage ne valant aucun ECTS. Elle m'avait presque ordonnée de retourner dans le service pour modifier ma feuille.

La cadre de service qui devait contresigner ma feuille, avait essayé de comprendre.

J'avais expliqué que j'avais totalisé huit jours de stage. Mon médecin m'avait, en effet, arrêtée trois jours : le stress, m'ayant donné des vertiges, m'avait empêchée de sortir de mon lit. De plus, il y avait eu trois jours fériés, un autre où je n'avais pas pu me déplacer suite à grève des transports et une journée de formation sur les transplantations hépatiques. J'avais continué en disant que huit jours de stage, c'était bien trop peu pour m'adapter, totalement, à un service.

À mon grand soulagement, elle était d'accord.

Elle m'avait demandé le nom des infirmières qui m'avait encadrée et avait, apparemment, fait le lien, de suite. Après m'avoir posé quelques questions théoriques, elle avait modifié les "non-acquis" en "à améliorer", ce qui était plus cohérent avec la durée du stage.

Elle avait insisté sur le fait qu'il ne fallait jamais oublier d'où l'on venait et qu'être étudiant était loin d'être aisé. Elle m'avait confiée qu'elle-même avait subi quelques brimades, pendant ses études infirmières et veillait, comme elle pouvait au bien-être des étudiants qui passaient par son service.

Malgré tout cela, elle m'avait proposée de venir travailler dans le service, car elle m'avait vue soigner certains patients. Ce à quoi, j'avais répondu que la discipline était passionnante mais qu'il me serait difficile de m'y épanouir, vues les circonstances du moment. Compréhensive, elle m'avait souhaité "bonne chance pour la suite".

Fort heureusement, j'avais réussi mon TP de pose de chambre implantable.

Les résultats pour la deuxième session du diplôme d'état seraient dévoilés le vingt-quatre Juillet deux mille dix-huit.

Enfin, je voyais le bout du tunnel...

Mercredi 13 Juin 2018

Entre temps, j'étais retournée dans l'entreprise qui m'avait payée mon CIF (Congé Individuelle de Formation). L'activité était purement administrative et franchement, les soins infirmiers me manquaient.

Je me rendais compte que j'étais presqu'aigrie à effectuer des tâches où je ne me retrouvais plus. Faire un travail qui ne m'intéressait plus me donner de l'arrogance et de l'amertume.

Moi qui avait tendance à être bavarde, je me surprenais à me refermer sur moi-même. J'étais arrivée à comprendre le mal-être de certaines personnes insupportables avec leurs collègues.

J'étouffais littéralement. Ma coquille était trop petite. Je ne tenais pas en place, rêvant d'administrer des traitements et d'effectuer des prélèvements sanguins.

Néanmoins, j'en avais profité pour prendre mon premier et unique congé bonifié depuis dix-huit ans. Pour la première fois, depuis treize ans, avec ma fille et ma sœur, j'allais passer mes vacances à la Réunion auprès de mes parents. Ils venaient, régulièrement, en France pour les vacances de Noël mais je n'avais pas vu les reliefs de l'île depuis deux mille cinq.

Ce serait un repos bien mérité.

J'avais, aussi, réalisé que mon salaire était au plus bas : j'aimais à dire à la cadre, qui me chapeautait : "Même les points incontournables ont réussi à me contourner !"

Pendant toutes ces années, mon caractère engagé m'avait desservie et les pleins pouvoirs de certains m'avaient privée de quelques avancements. Heureusement, les équipes avaient changé et j'avais eu le soutien de ma directrice et des cadres en place pour la constitution de mon dossier CIF.

Je m'étais bien rattrapée. Mon employeur m'avait payée ma formation de vingt-quatre mille euros et j'avais continué à toucher mon plein salaire, pendant mes trois ans d'études. À bien y réfléchir, c'était mon dû. Mais je les remerciais quand même pour cette nouvelle vie.

Samedi 16 Juin 2018

J'avais rendez-vous avec Hélène et Koudé, devant le Pizza Hut des Halles, notre QG. J'étais heureuse de les voir mais j'avais trouvé Hélène déjà usée par ses quatre mois de service. Elle était cernée, amaigrie.

D'ordinaire, c'était un petit lutin à la voix haut perchée. Presqu'aussi grande que moi, soit un mètre cinquante-cinq, elle était toute menue et c'était impressionnant de voir comment ce petit corps pouvait contenir une telle énergie. Petite haïtienne à la peau claire et aux yeux en amandes, c'était un vrai cerveau.

Mais, là, elle était un peu éteinte, presqu'épuisée.

Elle nous avait tout raconté : sa difficulté à s'intégrer à l'équipe, ses fins de service à presque vingt-trois heures au lieu de vingt et une heures trente, sa méfiance envers ses collègues, son planning "bouche-trou" et son épuisement.

Le maître mot de son compte-rendu était "se protéger, se couvrir". Elle n'avait pas arrêté de nous mettre en garde :

"Notez tout dans vos transmissions : le jour où y'aura un souci, personne vous défendra ! Moi, si je suis pas d'accord pour un traitement, je l'indique dans mes transmissions. Pas de manière évidente, mais je le fais apparaître.

Par exemple : État somnolent chez la patiente, administration d'antalgique de palier trois sur avis médical."

D'où l'intérêt de connaître les effets secondaires des traitements, en l'occurrence, le risque de somnolence pour les antalgiques de palier trois, majoré ici par l'état de la patiente avant la prise.

Nous l'avions écoutée sans mot dire, sentant que c'était libérateur pour elle.

En rentrant le soir, je m'étais demandée si j'allais réellement m'épanouir dans ce métier...

III
La quête du Graal

Mardi 24 Juillet 2018

ça faisait une semaine que j'étais sous le soleil de la Réunion. C'était agréable de décompresser.

Et puis, ma mère était aux petits soins avec ses filles. J'en profitais. ça faisait une éternité que je n'avais pas mis les pieds sous la table, sans avoir à y contribuer.

Attention ! La vaisselle était pour nous ! ! !

Ce jour-là, date des résultats, mes acolytes de rattrapage m'avaient envoyée une photo de la liste des élèves reçus.

Enfin, j'étais diplômée et si soulagée que tout soit terminé. À moi, les vacances ! ! !

Vendredi 14 Septembre 2018

J'étais revenue de la Réunion depuis le vingt Août. Le vingt-quatre du même mois sonnait l'heure de mon dernier jour de préavis. J'avais dit "au revoir" aux collègues et me préparais à voler vers d'autres horizons.

Après plusieurs recherches de postes où le salaire n'excédait pas les mille six-cent vingt euros, week-end compris, j'avais, enfin, trouvé un poste qui semblait détenir tous les critères auxquels j'aspirais : à une demi-heure de la maison en bus, amplitude de travail de douze heures, soit de huit heures à vingt heures, salaire au dessus de mille sept-cent euros net. C'était du soin de suite indifférencié en cancérologie, avec une dominante en gériatrie.

J'avais décroché un entretien, la veille pour le lendemain. Pour le rendez-vous avec la cadre supérieure, je n'avais rien révisé. Mais, j'avais pris ma petite carte des constantes que je comptais regarder dans le bus, le temps du trajet.

Mardi 18 Septembre 2018

J'avais vingt-quatre patients à charge et les journées n'étaient pas de tout repos. Dans l'ordre chronologique, décompte des stupéfiants avec la collègue de nuit, prise des constantes et administration des traitements de huit heures, récupération des traitements manquants dans les tiroirs auprès de la pharmacie, transmission avec les médecins, réfection des pansements (au nombre de dix en moyenne) avec la part de soins relationnels chez des patients très anxieux, transmissions écrites de la matinée, pause d'une demi-heure (que je ne prenais pas d'ailleurs, car je préférais m'avancer dans mes soins), pansements complexes que je n'avais pas pu faire le matin, réponse aux cahiers des doléances très nombreuses en gériatrie, administration des traitements de dix-huit heures, transmissions écrites de l'après-midi, décompte des stupéfiants avec la collègue de nuit, et en plus de tout cela, faire face aux nombreux imprévus et aléas chez des patients fragilisés par les traitements de chimiothérapie.

En acceptant ce poste, j'avais plus pensé à ma fille qu'à moi. Durant les trois ans d'études, j'avais sacrifié le temps à regarder ma fille grandir, à l'accompagner dans sa scolarité, à tout simplement l'aimer, pour ma soif de réussir et d'obtenir mon diplôme. Essuyant les nuits blanches, rentrée à pas d'heure, même quand j'étais chez moi, je n'étais pas là car indisponible et imperturbable. Le plus tragique pour ma fille, c'était que j'étais seule à l'élever. Je lui avais donné le minimum syndical pour qu'elle puisse grandir et me considérer comme sa mère. J'avais essayé de me donner bonne conscience en me disant qu'elle était dans un collège privé, mais je me voilais la face.

J'avais rencontré ce sentiment de culpabilité chez de nombreuses étudiantes qui m'accompagnaient, qu'elles soient seules ou en couple.

Maintenant que j'étais diplômée, je tentais de me rattraper. Je voulais passer du temps avec ma fille, être présente. Et la proximité de mon nouveau lieu de travail et le contrat en douze heures allaient m'assurer de jouer, pleinement, mon rôle de mère.

Mardi 16 Octobre 2018

La première chose que je faisais en rentrant, c'était de prendre une douche bien chaude. Je passais la porte d'entrée, m'assurait que ma fille allait bien, lui criait que j'étais rentrée et filais à la douche. c'était ma façon à moi de bien séparer ma vie professionnelle de ma vie personnelle, de mettre de la distance, de me laver de ma journée et d'essuyer toute cette souffrance que j'avais emmagasinée.

Lorsque j'entrais dans une chambre, je me devais d'avoir le sourire surtout si la personne en face de moi était en détresse : en l'occurrence, Mr X, atteint d'un carcinome épidermoïde des jambes. Celles-ci n'étaient plus que plaies suintantes, sanguinolentes et malodorantes.

Le talon rogné laissait apparaître de la fibrine calcifiée qui ressemblait à de la colle liquide jaune séchée. Lorsque vous entriez dans la chambre, une odeur de putréfaction vous prenait à la gorge, tant et si bien que la femme de ménage parfumait, discrètement, la pièce lorsqu'il était dans la salle de bain.

Il y avait pour une heure, au moins, de réfection de pansement. Et l'exercice était encore plus difficile dans la mesure où les fenêtres devaient rester fermées pour limiter le risque infectieux, bactérien.

Mr X refusait l'application de tulle gras, de sérum physiologique, d'antiseptique à base d'iode. J'effectuais, donc, un grand bain de ses jambes à l'eau et au savon pour tenter de ramollir les tissus. Après cela, elles n'avaient déjà plus le même aspect.

J'avais expliqué à Mr X que ses plaies dégageaient une odeur assez forte et qu'il était préférable de les laver à grande eau. Le patient le prenait, relativement bien. Néanmoins, il m'avait demandé s'il avait été mis en chambre seule à cause de cette odeur.

J'avais menti : je l'avais persuadé du contraire en lui disant que c'était uniquement pour son confort.

Je n'avais pas l'habitude de dissimuler la vérité aux patients, mais je me l'accordais lorsqu'il s'agissait de préserver la santé psychologique d'un patient.

J'avais, malgré tout, ajouté que l'odeur était assez forte en rentrant dans sa chambre.

Il le savait et avait, alors, jeté un œil sur le masque que j'avais emmené mais laissé sur l'adaptable.

Mr X m'avait remercié à plusieurs reprises, me confiant que j'étais la première infirmière à agir de la sorte. Il avait l'air sincère et j'avais vu la reconnaissance dans son regard.

J'avais demandé à la stagiaire du moment de me rejoindre. J'avais bien fait : je n'avais pas pris assez de matériel pour couvrir toutes les plaies de Mr X. Au total, il m'avait fallu sept galettes humidifiantes et absorbantes, cinq pansements américains, trois bandes élastiques, six films protecteurs et une heure de travail.

J'étais épuisée, en sueur, en sortant de la chambre. Ma binôme Aide-soignante, Chouchou m'avait demandée si j'allais bien. Elle était consciente de ma charge de travail et en était témoin chaque jour qui passait. Sans compter, les tâches qui auraient pu incomber aux autres services mais qui retombaient sur l'infirmière : entre autres, ramener les tiroirs des nouveaux arrivant, récupérer les traitements qui manquaient, régulièrement, à la pharmacie; descendre et remonter le cahier des rendez-vous à l'accueil…

Autant de temps de perdu sur les soins et pansements à faire.

Mais lorsque j'avais vu Mr X se balader dans le couloir et être approché par les autres patients, j'avais eu un sentiment de grande satisfaction, presque de la fierté et j'avais oublié, momentanément, tous ces désagréments.. Je ne l'avais, en effet, jamais vu sortir de sa chambre. Il avait l'air intimidé mais il avait affaire à la patiente la moins farouche du service, alors…

Un peu lasse de tout cela pour un si petit salaire, j'avais recommencé à chercher un poste ailleurs. Je n'avais pas encore eu le temps d'aller au bureau des ressources humaines pour me renseigner sur la durée du préavis.

Les postes d'infirmière ne manquaient pas et j'avais trouvé rapidement.

Non loin de chez moi, très exactement à dix minutes en bus, ils cherchaient une infirmière en soins palliatifs pour le premier Décembre. Je ne comptais pas enchaîner les deux boulots mais démissionner bien avant, histoire de me reposer un peu et de m'occuper des obligations administratives.

Chouchou était déçue de me voir partir mais comprenait la situation : régulièrement, je terminais à vingt et une heures au lieu de vingt heures, ce qui m'amenait à arriver chez moi vers vingt-deux heures, les bus étant moins nombreux à cette heure-ci. Parfois, les chauffeurs de bus passaient en avance et là, je rentrais plutôt vers vingt-trois heures. J'étais fatiguée de cette situation, alors je partais.

Ce soir-là, j'avais accueilli l'intérimaire qui prenait mon relais. Elle n'avait pas tous les codes, ni le téléphone de l'astreinte en cas de souci. J'étais restée pour lui donner toutes les informations nécessaires. Et j'avais encore loupé mon bus…

Lundi 22 Octobre 2018

Le poste, pour lequel j'avais postulé, n'était plus à pourvoir. Suite aux informations données par la cadre qui m'avait rappelée dans l'après-midi, une restructuration budgétaire du service avait eu lieu et les effectifs avaient été revus à la baisse…

Pas grave : quelque chose de mieux m'attendait, sûrement, ailleurs.

Samedi 27 Octobre 2018

Rarement, je faisais attention au racisme et à la stigmatisation qui en découlait. Et pourtant, ils étaient bien présents au quotidien dans la vie des soignants. Par exemple, pour certains, une infirmière ne pouvait pas être noire ou "de couleur"... non, une personne noire était soit une aide-soignante ou un agent de service hospitalier !

Et j'en avais eu plusieurs fois, la confirmation : en faisant le tour des médicaments ou une seringue à la main, en train de préparer un antibiotique, on s'approchait de moi, en me demandant : " vous êtes aide-soignante ? ".

Jamais, je n'avais osé ironisé en répondant : "Sacré glissement de tâches pour une aide-soignante !".

Mais, ce jour-là, c'était un épisode plutôt risible.

Mme Y, quatre-vingt six ans, portait constamment, un corset. C'était une éternelle insatisfaite, recherchant constamment l'attention des soignants.

Sa famille, même, semblait guère pressée de la voir revenir à domicile, épuisée par ses demandes incessantes.

Elle avait un accent espagnol à couper au couteau. Je peinais, régulièrement, à la comprendre mais un mot attrapé par ci, par là, me permettait de reconstituer ses propos.

Ce jour-là, alors que j'avais un boulot monstre, je lui avais dit que ce serait Khadija, une des aides-soignantes, qui viendrait lui mettre sa crème. La patiente, capricieuse, m'avait regardée, les sourcils froncés, l'air méprisant : "Qui ch'est chà, Kadicha ? Ch'est quoi che prénom ? Che comprends pas ! Che veux vous ou perchonne d'autre !"

J'avais essayé de lui décrire, physiquement, la personne en question. Malgré ma description précise, elle avait continué : "Che chais pas qui ch'est !", alors que Khadija s'occupait d'elle, régulièrement. Cet épisode n'avait rien de particulier, si ce n'était que quelques jours auparavant, elle avait dit à l'infirmière blanche : "Ch'aime pas les noirs et les j'arabes !"

Pas de chance pour elle : ce jour-là, elle avait droit à une infirmière noire, mais j'avais grâce à ses yeux, sur le moment. Je n'avais, donc, pas eu droit aux critiques sur les étrangers. Néanmoins, à mon grand dam, elle m'avait dit que je n'étais pas une vraie noire car j'étais des îles. Ce statut de mi-black m'avait, malheureusement, value d'être son infirmière exclusive pour la journée car elle refusait de voir les autres membres de l'équipe, mais j'avais fini par m'en amuser.

J'avais eu bien pire : une fois, une personne âgée, au moment de la toilette, m'avait dit que "les noirs étaient juste bon à torcher le cul des blancs". J'étais, alors, stagiaire. Ma tutrice du moment l'avait recadrée.

Le médecin, lui, avait tenté de minimiser l'incident, en disant qu'il y avait une part de sénilité. Ma collègue aide-soignante et moi-même avions essayé de nous en persuader même lorsqu'elle avait continué à nous insulter, un sourire narquois accroché à ses lèvres.

Mardi 11 Décembre 2018

Depuis mon dernier poste, je n'avais pas écrit. Non pas que l'envie m'en manquait mais je n'en avais pas la force, ni le temps.

J'avais trouvé un emploi d'infirmière que je comptais, déjà, quitter.

Entre mes deux missions, je m'étais reposée. Je m'étais évadée mais j'étais devenue une no-life. J'avais passé mon temps sur Netflix.

J'avais regardé des séries que je n'aurais jamais pu supporter avant, des séries horrifiques qui m'auraient donnée la chair de poule et empêchée de dormir. Mais, là, c'était comme nécessaire.

J'avais eu besoin de sensations fortes pour pouvoir penser à autre chose et évacuer tout le stress, la fatigue, la misère humaine et la souffrance que j'avais affrontés au quotidien.

J'avais passé plusieurs jours, comme çà, sur mon canapé, à enchaîner les séries. Je pouvais m'engloutir quatre saisons complètes, en moins d'une semaine.

J'avais eu besoin de me reposer.

Toute cette énergie que je mettais dans mon travail peinait à envahir mon corps lorsque j'étais à la maison. J'étais comme vidée, lobotomisée.

Et puis, j'avais repostulé. Mais, c'était encore plus éreintant qu'avant.

Je donnais aux patients, aux médecins, aux équipes. Les journées, à la base de douze, étaient, finalement, de quatorze heures.

Une infirmière et une aide-soignante pour trente-sept patients. Entre l'administration des traitements et ma dizaine de pansements, je devais trouver du temps pour faire des toilettes.

Et, là, ça avait été le choc : je ne pouvais pas être bienveillante et rapide à la fois. Alors, j'essayais de ralentir la cadence. Je me refusais à presser des patients âgés, porteurs de prothèses de hanche ou de genou, récemment posées.

J'avais entendu l'aide-soignante se lamenter : "Tant pis, certains patients iront manger sans toilette… Sinon, je leur lave juste le bas…"

Je m'étais sentie démunie, avec une soudaine envie de pleurer devant cette patiente de quatre-vingt dix ans à qui j'avais fait une toilette au lit et un pansement de prothèse dans la foulée. Elle avait tenu à m'aider pour la toilette. Elle avait fait le haut du corps, de manière minutieuse, mis son soutien-gorge, du déodorant, son t-shirt, sa robe, son gilet, ses bas de contention, ses chaussettes, ses baskets. Elle n'avait pas voulu de mon aide et allait à son rythme. Elle cherchait à maintenir son autonomie et à être indépendante. C'était parfait et intérieurement, je mourais d'envie de faire les choses à sa place. Mais, je me retenais. Mes gestes auraient été trop brusques, presque violents peut-être, car d'autres patients m'attendaient.

Une demi-heure pour m'occuper de cette dame. Pendant ce temps-là, l'aide-soignante avait eu le temps de faire trois toilettes. Dix minutes par patients, soit une toilette, un habillage, et un transfert au fauteuil. Ici, la qualité n'était plus au rendez-vous. Tout était question de quantité…

J'avais réalisé que je ne pouvais renoncer à mes valeurs morales sous prétexte de vouloir gagner un peu plus. À chaque fois que je prenais un patient âgé, je pensais à mes parents à qui je souhaitais du respect et de la bienveillance, en cas d'hospitalisation.

Ma décision était prise : je ne pouvais pas continuer dans cet établissement.

De plus, un médecin s'était plaint du temps que je passais auprès des patients, c'était trop long à son goût. J'avais, donc, été convoquée par la cadre.

Elle avait tenté de me ménager en me disant qu'elle appréciait le genre d'infirmière que j'étais, bienveillante et respectueuse des patients, mais avait terminé en m'avouant que je ne correspondais pas aux attentes de l'établissement, en terme de productivité.

Je n'étais pas "bankable". Pas comme cette infirmière de nuit et cette aide-soignante qui avait eu à charge quatre-vingt patients sur deux étages. Lorsque j'avais pris sa relève, le matin, je l'avais trouvée épuisée et au bord des larmes. Elle m'avait confiée que de telles nuits n'étaient pas rares. Son ami lui conseillait régulièrement de démissionner.

En refermant la porte du bureau de la cadre, je m'étais sentie plus légère. J'étais libérée : je n'avais plus à transiger avec ma conscience.

Samedi 2 Février 2019

J'étais arrivée depuis un mois, dans une petite structure hospitalière qui se trouvait à un quart d'heure de chez moi, en voiture. En cas de panne, je pouvais m'y rendre en train et je mettais alors, une demi-heure pour y accéder.

Pour moi, qui étais mère célibataire, il était important d'avoir un confort de vie que je n'avais pas eu, pendant les trois années de formation. De plus, lorsque je sortais fatiguée de mon service, c'était un vrai bonheur de me retrouver, vingt minutes après, dans mon canapé devant ma série préférée, mon plateau repas sur les genoux.

Lorsque la cadre de service m'avait fait passer mon entretien, je m'étais, tout de suite, sentie à l'aise avec elle. Petite bonne femme aux allures de Mafalda, elle était joviale mais souvent soucieuse et sombre, comme Mafalda, d'ailleurs ! Au début, je la vouvoyais et l'appelais Mme P.

Mais, j'avais facilement suivi le mouvement très peu de temps après: Tout le monde la tutoyais. Néanmoins, je l'appelais "chef" car je n'osais pas l'appeler par son prénom. Un jour, elle m'avait dit qu'elle n'appréciait pas le sobriquet que je lui donnais. Je m'étais, donc, forcée à l'appeler par son prénom.

Je l'avais vue se débattre, jour après jour, face à une équipe qui profitait de sa bienveillance et de son humanité. Elle ne pouvait plus rien contre les pauses de quarante cinq minutes, le laisser-aller vis-à-vis des patients et les maltraitances entre soignants. Lorsque que les épisodes que j'avais provoqués étaient arrivés, il était évident qu'elle avait profité de l'occasion pour essayer de se remettre en selle.

Diplômée depuis peu, j'étais arrivée dans une équipe qui avait, déjà, ses habitudes et avait perdu de vue ses objectifs de soignants. Je m'étais attirée ses foudres lorsque j'avais demandé aux aide-soignantes de reporter les paramètres vitaux dans les dossiers-patients, un matin où ma collègue Ide et moi étions débordées. Elles avaient, alors, parlé de glissement de tâches et réclamé audience auprès de la cadre supérieure. Celle-ci m'ayant donné raison, j'étais devenue la risée de mes collègues.

La plupart des aide-soignantes refusaient de travailler avec moi. Néanmoins, j'avais un petit groupe de résistantes qui me soutenait et appréciait de travailler avec moi car elles ne se reconnaissaient pas dans les habitudes du service.

Certaines de mes collègues avaient pour coutume de prendre les transmissions à six heures trente et d'être en pause de six heures quarante cinq à sept heures trente. Je ne me sentais pas du tout à l'aise avec cette organisation, alors je profitais de ce temps où je ne pouvais pas solliciter les aide-soignantes pour rendre visite au patient et m'avancer sur le tour des médicaments.

Impuissante, j'avais assisté à certaines situations de maltraitance. Parmi d'autres, je gardais en mémoire, deux patients qui avaient eu des selles depuis six heures trente, pris leur petit déjeuner à huit heures, sans avoir été changé, malgré mon insistance auprès de l'aide-soignante, avec qui je devais travailler en binôme. Ils avaient, finalement, été pris en charge à dix heures trente. L'aide-soignante avait, dans un premier temps, compté sur ses collègues travailleuses pour faire le nécessaire, mais ce jour-là, celles-ci n'ayant pas cédé, elle avait dû s'occuper des patients. Refusant de travailler avec moi, elle avait demandé à l'autre infirmière présente de l'aider dans ses toilettes.

Tout cela m'épuisait. Il m'arrivait de travailler seule alors que le binôme était de rigueur. L'équipe m'avait mise à part et je perdais, progressivement, confiance en moi.

J'avais mentionné les termes de harcèlement et de discrimination auprès de la cadre, et ça avait fait mouche. Dès lors, elle s'était évertuée, tant bien que mal à redresser la situation, avouant même qu'elle en était en partie responsable. Je l'avais sentie impuissante, tant de fois, malgré sa volonté de me venir en aide.

Elle était constamment confrontée à l'insolence, la provocation, la sournoiserie, les conflits, le mépris. J'aimais beaucoup cette personne, elle m'avait émue dans son rôle de cadre, même si je ne pouvais m'empêcher de penser qu'elle devait être plus ferme.

Mercredi 17 Avril 2019

J'étais convoquée par le médecin du travail dans le cadre de la visite de routine pour les nouveaux employés.

Lors de cet entretien, j'avais fait part de mon malaise dans ce service en expliquant succinctement la situation que je vivais.

Ce poste avait fait voler en éclats toutes les certitudes que j'avais sur le monde hospitalier, idéalisé depuis le début de mes études.

J'avais, donc, été abasourdie par cette énorme gifle que j'avais prise, de par la violence des situations que j'avais vécues et le fossé entre mes aspirations et celles de certains de mes collègues. Je m'étais retrouvée confrontée à un micro-cosmos où la pause café était reine, reléguant le patient au second plan. J'étais arrivée dans cet hôpital de proximité, remplie de mes idéaux sur le relationnel, la collaboration aide-soignantes/ide et la bienveillance. J'avais été malmenée, maltraitée.

La conclusion du médecin avait été que c'était un problème de management. Je lui avais dit que je souhaitais retourner travailler dans l'hôpital où j'avais postulé dans un premier temps car je voulais fuir cette ambiance malsaine qui m'écrasait.

Le médecin m'avait confiée qu'elle y travaillait, aussi.

J'avais eu comme l'impression que ma parole n'avait pas été entendue. Elle connaissait ma cadre et paraissait étonnée de ce que je lui rapportais. J'étais, donc, sortie de mon rendez-vous assez déçue.

Néanmoins, deux jours plus tard, alors que j'étais du matin, mon portable avait sonné à sept heures trente. Je n'avais pas pour habitude de répondre pendant mon service. Je laissais mon portable dans ma trousse sur la paillasse de décharge dans le poste de soins. Mais, vu l'heure précoce, j'avais, tout de suite, pensé à ma fille. J'avais, donc, été soulagée mais aussi surprise de constater que la secrétaire de la DRH de l'hôpital où travaillait le médecin du travail, m'appelait pour me proposer un poste. Je lui indiquais que je décidais de réfléchir et de la rappeler plus tard.

Etant donné que la cadre s'était rangée de mon côté, je renonçais à partir. Je l'avais, quand même, informée que la secrétaire de l'hôpital X m'avait proposée un poste. Elle m'avait demandée d'un air presque suppliant de ne pas partir : elle avait argumenté en disant que les infirmières étaient dures à recruter. Elle avait essayé de me rassurer sur la suite à venir. Je savais qu'elle me soutiendrait et qu'elle mettrait tout en œuvre pour me garder dans les effectifs.

Samedi 27 Juillet 2019

Les choses avaient évolué. Je n'étais plus la même victime. Car dans l'univers du harcèlement, la meute étant composée d'individus très différents, votre statut de victime n'était pas toujours constant.

Il y avait ceux qui étaient en dehors du processus, n'appartenant à aucun groupe, exprimant ou montrant leur refus de faire partie de la horde: ceux-là vous parlaient, vous rassuraient et vous considéraient comme un être humain à part entière, vous autorisaient à faire des erreurs, savaient apprécier vos qualités, tenant compte de votre avis et connaissant la définition du mot collaboration. Avec ces partenaires, je grandissais de manière fulgurante, j'étais sûre de moi, dans le partage de connaissances et tirée vers le haut. J'étais vivante et heureuse d'être encouragée. L'atmosphère était, alors, légère et ma personnalité s'exprimait au grand jour. Bienveillance, collaboration, respect étaient présents. Des concepts que je n'osais plus espérer.

Dans ce groupe, se trouvait M. Elle, que je trouvais un peu paresseuse au début, je l'avais sentie heureuse de travailler avec moi, car devant mon enthousiasme de jeune diplômée, elle retrouvait, peut-être, un nouveau souffle : Nous n'étions pas toujours d'accord sur tout mais, du coup, elle réajustait parfois sa position de professionnel. Souvent, elle me questionnait sur un sujet qu'elle ne connaissait pas et moi non plus d'ailleurs, et elle appréciait, alors, beaucoup que Google ait été mon ami car nous avions toujours une réponse, dans les minutes qui suivaient. Nous étions, ensuite, armées devant les médecins, et la force que nous arrivions à déployer, à ce moment précis, la faisait jubiler : nous échangions des regards entendus, lorsque les médecins avaient le dos tourné exprimant ainsi leur manque d'arguments (plus particulièrement pour la plus jeune qui croyait qu'être médecin était un pouvoir divin).

Avec M, mon côté bout en train pouvait s'exprimer et ça lui plaisait. Elle appréciait ma rigueur et me regardait d'un air bienveillant lorsque je faisais mes transmissions écrites ou que je prenais ma pause déjeuner, à la fin de mes huit heures de service.

Lors des transmissions orales, j'avais toujours son soutien. Et personne ne bronchait.

Elle ne tenait pas compte des critiques des autres à mon sujet et clôturait les conversations sur moi, par une phrase cinglante. C'était ce qu'on m'avait raconté et je n'avais aucun mal à le croire.

Elle m'avait, sûrement, observée au début, pendant un certain temps et elle avait dû voir que j'étais de bonne foi et pas du genre à faire des histoires.

Sans ambages, elle m'avait demandé, un jour, si je partais. Je lui avais répondu par l'affirmative, en lui expliquant que j'étais fatiguée de m'en prendre plein les dents. Elle n'avait rien ajouté... Comme on disait : "Qui ne dit mot, consent" …

Elle m'avait demandé où je partais. Je lui avais dit que je partais pour un grand hôpital parisien. Elle n'avait rien dit mais s'était assise d'un air satisfait et bienveillant, me regardant m'activer comme une abeille. J'avais eu l'impression que ses yeux m'encourageaient à me battre pour mes idéaux. Et j'avais apprécié son silence beaucoup plus évocateur que tous les discours qu'elle aurait pu me faire. Ce jour-là, nous étions côte à côte aux transmissions orales et elle faisait constamment appel à moi pour les compléter, comme pour assommer encore plus l'équipe de la relève qui nous regardait hagarde, devant tant de complicité.

J'avais toujours pu compter sur le soutien de M.

Il y avait aussi N, l'aide-soignante la plus impliquée et volontaire de toutes celles que j'avais rencontrées. Elle souffrait de douleurs articulaires et boîtillait mais cela n'entachait en rien son professionnalisme et son enthousiasme. Elle s'était mise l'équipe à dos, de par son engagement et l'extrême bienveillance qu'elle avait pour ses patients. Elle leur rappelait trop ce pour quoi elles avaient signé.

Elle avait connu le pire : mère célibataire de trois enfants, elle avait perdu ses jumeaux polyhandicapés à leur dix-huit ans. Elle en avait tiré une force extraordinaire et gardé le souvenir d'une expérience traumatisante qu'elle n'évoquait que rarement. J'avais réussi à entrer dans son monde secret et l'écoutais avec admiration lorsqu'elle osait s'épancher. De cette épisode douloureux, elle avait gardé le respect du patient et des familles dans leur souffrance.

Les collègues Ide se battaient pour l'avoir comme binôme : avec elle, aucune fausse note.

Régulièrement, nous travaillions ensemble car si la plupart des aide-soignantes me fuyaient, elle, appréciait ma collaboration. Nous étions complémentaires et c'était un délice.

Et puis, il y avait C, mon binôme infirmier. Je travaillais, principalement avec elle.

Petite bonne femme énergique, anciennement aide-soignante, elle avait une force de caractère hors du commun. Passée du statut d'aide-soignante à celui d'infirmière, elle avait été exposée à la jalousie de ses anciens collègues AS et au mépris de certains de ses nouveaux collègues IDE.

Nouvellement diplômée, C avait subi les railleries, l'humiliation et la discrimination de l'équipe. Son travail était jugé, épié et critiqué.

Une des infirmières m'avait même dit qu'elle n'aurait jamais supporté ce que C avait enduré : apparemment, à un moment donné, aucune personne du service ne lui parlait. Elle avait appris, seule, certaines pratiques et la technique du "marche ou crève".

Comme unique soutien : notre cadre de service.

Son ennemie numéro un : le médecin du service.

D'après ce que j'avais compris, les relations n'étaient pas au beau fixe entre les deux chefs : l'une était persuadée d'être dans son bon droit dans le fait d'humilier C pour son manque d'experience, l'autre défendait son infirmière. Il fallait, effectivement, pour certains, prendre en compte que le diplôme d'infirmier ne faisait pas des étudiants, des infirmiers confirmés, mais des infirmiers débutants, apprenant chaque jour, sur le terrain.

C m'avait accueillie à bras ouvert, sûrement heureuse de n'être plus seule dans cette galère. Plutôt posée dans mon travail, j'aimais travailler en binôme, avec elle. Je lui avais appris certains soins, sans aller la désavouer auprès de l'équipe, contrairement à d'autres et me perfectionnais à son contact, chaque jour qui passait. Nous étions complémentaires et toujours prêtes à aider l'autre en cas de difficultés. Elle était un peu têtue, par moment et dans le réajustement, un peu légère mais c'était un trait de son caractère qui me faisait sourire. C'était ainsi qu'elle avait tenu tête à l'équipe.

Par dessus tout, C. était bienveillante et attentionnée envers les patients et j'avais toujours pu compter sur son soutien.

Lors des transmissions orales, je la sentais mal à l'aise selon les interlocuteurs et par conséquent, pressée, alors, de passer cette épreuve.

Elle était l'allégorie même de la "tête de turc" car malgré mon arrivée qui avait fait de moi la nouvelle cible à abattre, elle restait la personne facile à critiquer de par sa fébrilité palpable. Témoin de tout cet acharnement, je m'étais engagée à lui transmettre les savoirs dont je disposais. Notre collaboration était productive et positive, le meilleur de mes binômes infirmiers, grâce à la volonté de nous dépasser et de prouver notre professionnalisme.

Malgré la bienveillance de ces irréductibles, l'équipe ne me faisait pas de cadeau et les jours où je n'avais pas d'alliés, étaient un calvaire pour moi.

Alors, je souffrais en silence.

Vendredi 9 Août 2019

J'étais à la maison et en arrêt de travail depuis le sept.

Motif : asthénie, surmenage, syndrome dépressif. Dix-huit de tension, je n'arrivais plus à dormir, j'étais sous anxiolytique pour contrer la nervosité et les troubles du sommeil.

J'essayais de remonter le temps pour comprendre mon état.

Tout d'abord, j'avais nagé contre vents et marées pour rester efficace en temps qu'infirmière malgré la collaboration aide-soignante-infirmière (AS-IDE) qui faisait défaut, puisque selon les équipes, certaines ne voulaient pas travailler avec moi. Les informations, permettant une prise en charge efficace du patient, ne me parvenaient pas. Parfois, je retournais en chambre, après l'AS, pour m'assurer de l'état du patient et pouvoir faire mes transmissions écrites et orales. J'étais dans la frustration et je m'épuisais.

Lors de l'entretien d'évaluation du trimestre, le dix-huit juin, je faisais part à la cadre de mon ressenti. Lorsqu'elle m'avait proposée de continuer, je répondais par la négative, je refusais d'être stagiairisée et lui indiquais que j'avais déjà commencé à chercher ailleurs. Je l'avais sentie contrariée, mais elle n'avait rien laissée paraître. Elle m'avait dit qu'ailleurs, ce serait pareil, que je tomberais sur le même genre de personne, que ce n'était pas en fuyant que je réussirais à me forger. Peu m'importait ses dires, je tenais tête : je ne voulais pas de la stagiairisation. Elle m'avait, donc, confirmée que je repartais sur un CDD de trois mois, du premier Juillet au trente Septembre. J'étais d'accord.

Mardi 13 Août 2019

J'avais vu la cadre supérieure, la psychologue et je voulais marquer le coup en contactant les syndicats. Je leur avais envoyé un mail.

" **Madame, Monsieur,**

Je me permets, aujourd'hui, de vous faire parvenir ce mail car j'ai besoin de réponses rapides et précises.

Je travaille, depuis le deux Janvier deux mille dix-neuf sur le site de Y en tant qu'infirmière.

J'ai accepté un premier contrat jusqu'au trente et un

Mars, puis du premier Avril jusqu'au trente Juin.

J'ai signé, par la suite, sous la pression exercée par Mme C, un contrat jusqu'au trente et un Décembre deux mille dix-neuf pour des raisons de sécurité et ce, le dix-huit Juillet. Je n'étais pas réellement d'accord avec cela : en effet, l'entretien d'évaluation du dix-huit Juin que j'ai eu avec ma cadre de proximité faisait ressortir que je ne souhaitais pas être stagiairisée devant les actes de harcèlement que je subissais et qu'un CDD de trois mois, soit du premier Juillet au trente Septembre deux mille dix-neuf signerait la fin de mon activité à Y.

J'ai essayé d'obtenir un autre contrat avec les dates réelles qui étaient entendues initialement mais en vain.

Je ne suis pas démissionnaire mais en fin de contrat au trente Septembre deux mille dix-neuf, ce qui représente une différence concernant mes droits.

Actuellement, je suis en arrêt car je suis épuisée psychologiquement. Les conditions de travail que j'ai subies m'ont menée à cet état de fait. En effet, je me suis, souvent, trouvée isolée et diminuée dans mon travail.

Les différentes interventions de mon encadrement de proximité et les diverses réunions n'ont pas été efficaces, les individus concernés n'ayant aucun respect pour la hiérarchie. Aussi, je ne comprends pas qu'on ait pu me proposer un contrat de six mois qui aurait fait perdurer mon calvaire. J'ai été arrangeante pour la période estivale mais je ne souhaitais pas exercer plus longtemps à Y.

Mme C, adjointe responsable des cadres, m'a répondu qu'il était impossible de me refaire un contrat.

Devant mon épuisement et le risque d'erreur qui en découlerait, mon médecin envisage de prolonger mon arrêt de travail jusqu'à ma démission.

Néanmoins, je souhaiterais savoir si, dans la convention collective, un arrêt de travail interrompt la période de préavis et si je suis tenue de revenir sur mon lieu d'exercice si celui-ci est accolé au reliquat de mes congés à solder ?

Mme C m'a répondu que je devais effectuer un préavis de deux mois et solder mes congés au trente Septembre.

Elle m'indique, également, que je suis tenue de reprendre mes fonctions ou de transmettre une aptitude médicale pour prendre des congés faisant suite à un arrêt maladie.

Après recherches, il semblerait que:

– je doive effectuer un préavis d'un mois et non deux

– je ne sois pas obligée de revenir sur mon lieu d'exercice si un arrêt de travail est accolé à mon reliquat de congés payés.

Pour information, je prendrai un nouveau poste dans un autre hôpital au premier Octobre deux mille dix-neuf.

Je vous prie donc de bien vouloir me renseigner pour que cela puisse se faire dans de bonnes conditions.

Vous comprendrez que le fait de réintégrer le service représente pour moi une démarche plus qu'éprouvante et j'attends donc avec impatience votre mail pour pouvoir agir en conséquence. Je vous laisse mes coordonnées téléphoniques par souci de diligence.

Bien cordialement… "

Mercredi 14 Août 2019

Les syndicats m'avaient répondu.

" En lisant votre mail, je suis surprise de constater qu'un tel problème de harcèlement ne nous ait été signalé. En tant que membres syndicaux, nous aurions pu vous accompagner et vous aider. Pourriez-vous nous préciser dans quel service vous travaillez et si d'autres personnes sont touchées par ces problèmes de harcèlement ?

Pour répondre à vos questions sur la fin de contrat, compte tenu que l'addition de vos trois contrats couvrant une période entre six mois et deux ans, vous n'avez bien sûr qu'un mois de préavis à effectuer. Votre arrêt de travail ne modifie pas votre préavis.

Concernant vos congés, je vous conseille de les poser juste avant la fin de votre préavis. Vous pouvez enchaîner arrêt de travail et congés annuels si votre médecin vous rédige un certificat d'aptitude à la reprise du travail que vous transmettrez à la direction avant vos congés."

Je les avais rappelés en exposant tout le contexte de maltraitance envers d'autres collègues et moi-même. Ils étaient stupéfaits. Quelques jours plus tard, deux collègues avec qui j'avais gardé contact, m'avaient informée que les syndicats et la psychologue s'étaient déplacés dans le service.

IV
Albator and Co

Samedi 21 Septembre 2019, 10h35.

La maison, ou plutôt l'appartement, et étrangement, là, maintenant, j'avais une réflexion sur le mot "maison" utilisé, ici, comme synonyme de refuge affectif, de foyer chaleureux… donc, notre maison était calme. Seuls les bruits de la ville au loin, comme le klaxon des voitures et les sirènes de camions de pompiers venaient perturber le silence ambiant. "Sirène", c'était joli pour un bruit aussi tonitruant, bien que le chant d'une de ces créatures ne m'était jamais parvenu aux oreilles…

Tout le monde dormait ou feignait de dormir pour ne pas avoir à ressentir la peine de l'autre.

Ma fille était dans sa chambre, au lit, le visage enfoui dans ses oreillers. Elle avait cours, ce matin à dix heures, mais je lui avais donnée l'autorisation, tôt dans la matinée, de ne pas y aller.

Comment pouvait-elle se concentrer sur le contenu d'un cours lorsque son cœur était lourd de chagrin ? Sa séance de cinéma de cet après-midi était aussi compromise. (…)

Je guettais les bruits de la maison et rien. Si ce n'est de

temps à autre, le bruit des langues râpeuses de mes chats sur leur pelage. J'avais quatre chats. Deux minettes et deux jeunes hommes.

Pour commencer une blanche et grise, enrobée, avec de faux airs de chartreux, le regard ourlé d'un masque de carnaval couleur souris mettant en valeur ses yeux mordorés. Une princesse au port altier...qui urinait régulièrement dans les panières de linge sale, mais une princesse quand même. Xéna, chez le vétérinaire et sur le carnet de santé, mais Patate ou la Grande à la maison. Patate venait de la rue. C'était mon collègue, Gilles, qui me l'avait choisie et ramenée au boulot, à quatre mois. C'était la plus effacée d'une fratrie de chatons, qui attendait que tout le monde ait mangé pour venir se nourrir à son tour. Lorsque je l'avais récupérée, lui avais présentée notre logis, elle avait ronronné toute une après-midi, reconnaissante pour cette sécurité que je lui offrais. La visite chez le vétérinaire avait révélé qu'elle était infestée de puces. Interdiction, donc, pour elle, d'accéder au chambre.

Docile, tous les soirs, pendant une semaine, devant la porte du salon, elle me regardait partir dans ma chambre, sans dépasser la limite imposée. Au bout d'une semaine, enfin autorisée à accéder aux chambres, elle avait sauté avec joie et empressement, au pied du lit et dormi, instantanément, du sommeil du juste. (...)

Venait, ensuite, une chatte de gouttière, tigrée, couleur caramel et noir. Elle portait du eye-liner, façon Cléopâtre. Petit gabarit, courte sur pattes, c'était une vraie racaille. Si Xéna était affectueuse, aimait à regarder d'un œil mes séries et se prélasser à mes côtés sur le canapé, Razmoquet', Tibouloute ou encore la Petite, alias Athéna à la ville, était asociale. Debout sur les pattes arrière, elle réclamait son câlin de la journée, au réveil, qui se résumait à un furtif front contre front et c'était tout. Si son humeur lui disait, elle pouvait vous gratifier d'un effleurage supplémentaire dans la journée. Son monde tournait, uniquement, autour de Patate (arrivée la première dans notre Maison et qui méritait, donc, tout son respect en tant que doyenne), ma fille et moi. Quiconque sortait de ce cercle, était son ennemi et subissait, sans cesse, ses grognements, ses coups de patte ou griffe, et ses œillades sournoises et assassines. Néanmoins, elle prenait soin d'éviter les intrus. Elle affectionnait les trous de souris, endroits sombres et inaccessibles, où elle pouvait se nicher pour paresser pendant des journées entières. Régulièrement, elle réussissait à se faufiler dans le bas de nos armoires. Ce n'était que le repas du soir venu qu'elle se manifestait en griffant, énergiquement, les portes de nos penderies pour qu'on vienne lui ouvrir. Elle ne mangeait que du thon pour chats ou pour humains, exclusivement. Du thon en boîte ouverte du jour. Le lendemain, il serait éventé et ne ferait plus son délice mais celui de Patate, aux anges. Inutile d'insister, elle n'en mangerait pas et se laisserait, faussement, mourir de faim, au repas de dix-huit heures. Faussement, car elle se rabattrait sur ses croquettes.

Tibouloute n'avait jamais connu la rue. Elle était née en appartement. Et c'était elle qui nous avait choisies. Mes voisins avaient eu une portée et Patate, étant seule toute la journée, nous considérions que c'était une bonne idée de lui trouver une copine. Lors de notre visite aux chatons, Tibouloute qui avait, encore, les yeux bleus marine, marque de son jeûne âge, s'était hardiment évertuée à grimper le long de mon pull et s'était logée au creux de mon bras et n'avait plus bougé. Elle nous avait, bien, choisies. Seul bémol: c'était un mâle, à l'époque (ses maîtres du moment avaient du mal à déterminer son genre) et nous voulions, absolument, une femelle. La mort dans l'âme, je refusais de prendre le courageux petit chevalier. Néanmoins, le chaton revenait à l'assaut et jouait avec ma sensibilité. Je me souviens avoir flanché et décidé de prendre le petit mâle puisqu'il nous avait adoptées.

À l'annonce de son nouveau sexe, j'étais transportée de bonheur. Nous décidions, alors, de prendre le chaton en adaptation, quelques heures par jour. Ma fille était ravie, elle qui était fille unique, avait déjà un chat, mais là, c'était un vrai chaton de deux mois et demi. C'était un vrai délice de la regarder jouer avec un fil, une boule de papier aluminium avec l'énergie et la vivacité de son âge. Les au revoirs étaient déchirants. Lorsqu'elle fut définitivement adoptée, les repas étaient hilarants. Elle grognait pendant qu'elle mangeait, de peur qu'on lui vole sa nourriture : auparavant, elle vivait au milieu de treize chats et devait sûrement passer à la gamelle, en dernier. (...)

Régnait, ensuite, un chat noir, imitation persan, sans la face écrasée, au regard vert, la queue en panache et l'allure princière. Il cultivait avec brio, l'art du farniente et en était le maître incontesté. Son périmètre de vie se résumait au salon, en journée: bras du canapé, banquette, fauteuil et par extension terrasse, ce qui représentait à peu près, dix mètres carré. Chaque destination se trouvait à deux bonds de l'autre, deux mini-bonds ou quatre foulées. Le soir, il dérogeait à ses habitudes pour aller dormir, dans le fauteuil de ma chambre. Parfois, il montait en haut de ma bibliothèque, mais régulièrement, il échouait au sol sur le dos, les pattes en l'air. Il était, pourtant, agile mais la motivation n'y était pas. Alors, il retournait tranquillement au fauteuil, plus accessible. Il tolérait tout le monde sauf les hommes dont il avait une peur bleue. En leur présence, il courait se réfugier sous ma couette et faisait le mort. Tant et si bien qu'une fois, mon frère, qui s'occupait d'eux pendant mes vacances, avait cru qu'il avait sauté du balcon et le pensait perdu. C'était ma belle sœur qui l'avait retrouvé terrorisé sous mes couvertures au grand soulagement de mon frère qui ne savait pas comment m'annoncer la nouvelle. Ce petit prince mangeait des croquettes et aurait vendu son pelage pour du beurre mais attention du doux et du gastronomique. Réglisse, nom de baptême de sa première adoption, rebaptisé Seya à la ville par nos soins, mais le Petit ou le Prince à la maison avait été récupéré, suite à une promesse. C'est avec ce genre d'attitude que ma fille avait vu notre famille s'agrandir. Au boulot, je regardais régulièrement les annonces d'animaux. Je ne savais pas pourquoi, j'avais déjà deux chats. Mais, une fois, j'étais tombée sur l'appel désespéré d'une famille qui cherchait de nouvelles demeures pour ses deux chatons de sept mois, un mâle et une femelle. Je n'étais pas, du tout, intéressée par le fait d'en récupérer un des deux, mais je tenais à aider cette famille à les replacer. La femelle était tigrée et ressemblait à Tibouloute. Le mâle était noir et tout poilu. Lorsque j'appelais pour me renseigner, leur maîtresse m'expliquait qu'elle avait reçu des appels pour la femelle mais personne n'appelait pour le noir. Je ne comprenais pas. Elle évoqua, alors, les superstitions d'antan liées à leur couleur, leur utilisation dans les rites de sorcellerie, le fait qu'il portait malheur. Pauvre bête. Je ne savais pas ce qu'il m'avait pris mais dans un élan de compassion, j'avais promis à cette femme que j'adopterais Réglisse si elle ne trouvait pas preneur pour lui. Bien évidemment, nous nous étions retrouvés un samedi après-midi ensoleillé à accueillir toute la famille au complet pour l'adoption. Pas d'adaptation.

Réglisse était magnifique, craintif avec les adultes mais doux et aimant avec les enfants. Il avait trouvé sa nouvelle maîtresse en la personne de ma fille. La famille qui le laissait là, était triste. La maîtresse était sujette à une allergie sévère aux poils de chats et pleurait à chaudes larmes de devoir l'abandonner, si je peux utiliser ce terme. Ses filles d'une dizaine d'années semblaient, aussi, être touchées par cette séparation. Seul, le mari semblait satisfait de cette transaction, peut-être le fait de voir nos deux autres chats lui inspirait confiance, de suite. Cela dit, je m'étais longtemps entretenue au téléphone avec sa femme qui travaillait dans la même boîte que moi, mais pas sur le même site et elle avait compris mon amour des chats. Plus tard, dans le temps, nous nous sommes rendus compte que le Petit affectionnait les enfants, appréciaient la présence des femmes mais qu'il courait se cacher dès lors qu'il entendait la voix d'un homme...

Je n'ai jamais eu un seul souci avec le Petit : c'est le plus facile des chats que j'ai eu à élever jusqu'à maintenant. Je n'ai jamais regretté. De toute façon, quand j'adopte, c'est pour la vie, peu importe les difficultés. (...)

Enfin, arrivait le dernier félin adopté mais non le moindre. Noir, racé, fin,. athlétique, c'était Caca ou Conan alias Coco à la ville. Caca, parce que l'odeur de ses selles réveillerait un mort; Conan parce que, lors de son quart d'heure quotidien de folie ou de ses chasses aux mouches, il ne prêtait guère attention à son environnement, faisant de sa cible, son unique objectif.

De son passé de chaton abandonné, il gardait une troisième paupière atrophiée et un comportement des plus excentriques et imprévisibles. Cet olibrius était un chat-chien, haletant, lorsqu'il sautait de meubles en meubles avec frénésie, sans interruption. Les yeux exorbités quand il reprenait son souffle, la langue pendante, il me faisait penser à la couverture du livre, "Le horla", éloge de la folie, de Maupassant. Pendant en moyenne dix minutes, il brûlait toutes les calories emmagasinées dans la journée. Dix minutes, c'était interminable lorsqu'un chat arpentait votre appartement de long en large, sans se soucier de votre décoration. Une éternité... Surtout que vous n'y pouviez rien. Caca faisait partie de ces chats qui étaient indomptables. Malgré cela, comme tous les chats noirs, il était charmant et c'était le petit dernier. C'était un chat qui aimait être maître de son territoire. C'était le petit dernier mais c'était le chef. Il tenait la dragée haute au Prince qui n'était pas bien combatif. Il terrorisait Tibouloute, en se cachant dans les coins et lui bondissant dessus comme un diable. Et pour finir, il défiait l'autorité de la doyenne en place. Il avait, aussi, tenté de provoquer la mienne, alors qu'il n'était pas encore stérilisé et que je ne comptais, d'ailleurs, pas le faire.

J'avais remarqué que Caca était un mâle dominant mais, je pensais que ce comportement ne s'appliquait qu'à ses congénères. Un soir, où je rentrais de courses, je trouvais que l'odeur de ses selles était plus forte qu'à l'ordinaire. Mais je ne m'en inquiétais pas plus que çà, dans la mesure où cette sensation était habituelle, le concernant. Néanmoins, en entrant dans ma chambre, je ne pouvais m'empêcher de faire part à ma fille de la prédominance du fumé. Avec un soupçon de suspicion, je me mettais à renifler, tel un chien, à la recherche d'un éventuel accident. Quelle ne fut ma surprise lorsque je découvrais, en soulevant le rebord de ma couette, toutes fraîches et bien moulées, trois énormes longues crottes. Elles étaient, là, posées bien au centre de mon édredon. J'en avais des hauts de cœur. Après les avoir débarrassés des excréments, j'avais jeté la taie, l'oreiller et mis la couette à laver. Je n'avais aucun doute sur l'auteur de ce méfait, aussi, j'avais appelé, de suite, le cabinet vétérinaire pour convenir d'un rendez-vous pour la stérilisation du coupable, le plus rapidement possible. Depuis, hormis son grain de folie qui le caractérise, Caca est très respectueux des règles d'élimination des besoins.

Bien heureusement !(...)

Ce matin, Caca était calme. Il avait juste fait assez de bruit pour que je puisse me réveiller et lui ouvrir la porte du balcon, dans le salon. D'ordinaire, elle restait ouverte toute la nuit mais les événements de la soirée dernière avaient chamboulé nos habitudes: un de nos congénères était tombé de notre balcon, du deuxième étage. Il faisait beau, aujourd'hui et ce n'était pas juste. La lumière du soleil me piquait les yeux. Je retournais dans ma chambre.

Mon fils, ma bataille était mort. Il n'avait pas supporté la chute. Nous avions retrouvé son corps inerte, sur le sol. Son manteau blanc tacheté de noir par endroit était indemne et nous donnait l'impression qu'il allait se relever. Avant l'arrivée de ma fille, j'avais pris une de ses pattes, encore chaude entre mes doigts. Aucune résistance. Loïs, ma fille n'était pas arrivée de suite. Me rendant compte de l'absence de notre ami sur le balcon, j'avais appelé ma fille et crié.

— Il est plus sur le balcon !

Je m'étais penchée sur le bord et j'avais reconnu dans la nuit et les lumières lointaines de la ville, son petit corps blanc sur le sol, en contrebas. J'avais encore crié à ma fille, que je descendais et qu'elle devait me rejoindre. J'étais sortie de l'appartement en laissant la porte ouverte, derrière moi. J'avais dévalé les escaliers en tongs et pyjama polaire bleu marine à petits pois multicolores (une horreur mais tous mes voisins me connaissaient et je me foutais de savoir qui j'allais rencontrer). J'avais juste pris le temps d'enfiler ma casquette au regard de mes convictions religieuses : j'étais musulmane et ne me déplaçais pas sans elle. Et voilà, j'étais arrivée près de son petit corps et j'avais murmuré doucement en le caressant.

— Oh… mon petit lapin, mon lapin…

J'avais retourné son petit corps inanimé pour voir s'il était blessé. Pas de sang. Rien. Juste au niveau de son museau et son nez, un peu de sang mais rien d'autre. Ce qui me faisait supposer une hémorragie interne. Ma fille arrivait et nous inspections, toutes les deux, le corps. Loïs avait emmené un sac de courses pour l'y placer.

— C'est trop grand ! Il faut un petit sac.

Je regardais ma fille, ma boussole.

— Qu'est-ce qu'on fait ? On va aux urgences, quand même tout de suite ? ou on garde son corps dans la voiture jusqu'à demain matin ?

— Il bouge encore…

Je m'accroupissais et constatais des petits soubresauts au niveau de l'arrière-train. Je supposais fortement une réponse nerveuse, les deux étages encaissés lui ayant été, sûrement, fatal, mais je ne pouvais m'empêcher d'espérer. D'un bond, je me levais.

— Je vais prendre les clés et on va aux urgences.

Comme j'étais arrivée, je repartais. Comme une furie, une tornade. J'entrais dans l'appartement. Toute la petite troupe était là, devant la porte. Inquiète. La Grande et le Petit me suivaient. J'enfilais un jean et un t-shirt vite fait, récupérais la pochette à carnets de santé, mes clefs de voiture et mon sac à dos où se trouvaient mes papiers.

Je ne fermais pas la porte du balcon. Ils étaient tous tombés du balcon, une fois, sauf Caca. Mais eux étaient retombés sur leurs pattes, c'étaient des chats. Ma bataille se prenait pour un chat, mais la vie lui avait rappelé qu'il n'en était pas un, même si toute la tribu l'avait accepté en tant que tel. Un tour de clé dans la porte et c'était reparti. J'avais pris soin de prendre une taie d'oreiller pour que le trajet lui soit plus doux. Ma fille m'attendait en bas de l'escalier. Elle le tenait dans ses bras.

— Il bouge toujours ?
— oui.
— On y va.

Arrivée devant la voiture,
— Merde ! J'ai pas pris mon portable. Je sais pas où c'est ! (...)

Par chance, j'entrevis de la lumière au rez de chaussée. Je donnais les clés, à Loïs, pour qu'elle puisse s'installer à l'arrière. Mes voisins qui avaient aussi des chats, étaient là.

Ils habitaient au rez de chaussée. Agrippée à la rambarde de leur terrasse, je m'apprêtais à crier pour qu'ils sortent, lorsque j'aperçus, dans la pénombre, la silhouette d'un supposé fumeur.

— Salut, Marie !

— Salut. Tu peux me dire comment on fait pour aller aux urgences vétérinaires ? Mon lapin est tombé du balcon.

— Oui, bien sûr.

La silhouette écrasa sa cigarette. Sentant que les explications pouvaient être longues, j'anticipais.

— Sinon, tu veux pas venir avec nous ?

— Bien sûr ! Je préviens Hector et j'arrive."

Vingt secondes après, elle était là. Je la voyais regarder son portable, ce qui me faisait penser que je n'avais pas le mien. Elle se dirigeait vers ma voiture.

— J'ai pas mon portable.

— Pas grave, j'ai le mien. Salut, Loïs. J'essaie de les appeler parce qu'il faut les prévenir avant notre arrivée.

Je mettais le contact. Je m'excusais auprès d'Annalise pour la vétusté de ma petite Peugeot cent-six Zen. Seize ans de bon service et toujours là. Le rétroviseur droit pendouillait, laissant apparaître le gros scotch noir mis pour essayer de le maintenir. Mon pommeau de vitesse n'en était plus un depuis qu'il s'était morcelé entre mes doigts, un jour de forte chaleur au mois d'Août. Maintenant, c'était juste un petit bout de caoutchouc au bout d'une tige. Je me retournais vers ma fille.

— Il bouge encore ?

— Oui, je le sens encore bouger."

Elle le tenait, dans ses bras, contre elle, dans la taie d'oreiller. C'était bien, dans ses derniers moments d'être blotti contre quelqu'un de chaud et de rassurant. Pas seul contre le sol, froid et dur, à la merci d'un éventuel prédateur ou charognard. J'anticipais sur l'ouverture de la porte du garage pour pouvoir sortir plus vite: j'actionnais le bip alors que je quittais la place de parking. Je me hâtais parce que je ne voulais pas qu'il souffre. Un lapin, c'est silencieux, il ne se plaint pas s'il a mal. À vous d'être vigilant face à son comportement, sa position, sa respiration. Mais là, c'était différent. Entre les bras de ma fille, il n'avait pas de réaction qui donnait à croire qu'il était conscient ou pas et qu'il souffrait. Alors, je me dépêchais, je m'activais, comme on pouvait dire. Je pestais contre les gens qui ne savaient pas conduire : pourquoi certains conducteurs ne se rabattaient pas sur la voie de gauche pourtant libre lorsque vous essayiez de vous insérer sur une bretelle d'autoroute ? Ça avait des grosses voitures mais ça ne savait pas conduire...

La circulation était fluide. En à peine cinq minutes, j'arrivais au rond point de Villeneuve saint Georges. D'une voie un peu morne, ma fille nous annonça:

— Il a arrêté de bouger.

J'en étais presque soulagée, sur le coup.

— Il a bien vécu. Paix à son âme.

C'est ce que disait ma sœur à chaque fois qu'elle avait connaissance d'un décès. Je n'avais pas pour habitude de le dire mais, là, je le pensais de tout mon cœur. Paix à ton âme. Je conduisais plus sereinement.

Annalise avait ajouté :

— C'est vrai, il a bien vécu. Vous lui avez offert une belle vie. (...)

Extrait "Albator ou la vie à tout prix…" de Marie SOUTON
Editions BoD, Juin 2022

V
Maltraitance et désillusion

25 Octobre 2019

Depuis la mort d'Albator, pas une journée où je ne pensais pas à lui. J'avais toujours un petit coup au cœur, une bouffée d'émotion quand je passais dans le rayon "nourritures pour petits animaux". Je m'étais résignée. Je ne recherchais plus de lapin à adopter car je ne voulais pas le remplacer. Et Albator me manquait toujours.

J'étais IDE au sein d'un grand hôpital de la région parisienne, depuis le premier Octobre deux mille dix-neuf et je rêvais déjà de partir.

Arrivée dans un service de gériatrie, le cadre de proximité m'avait vanté les mérites d'une équipe soudée, dynamique et bienveillante.

Le jour de l'entretien, j'avais rencontré la cadre de gériatrie aiguë. Un petit bout de bonne femme, pas plus haute que moi, mais plus menue. Joli petit minois. Dans son bureau, la discussion s'est faite de manière naturelle. Sentant mon appréhension face à la stagiairisation, elle tentait de me rassurer tant bien que mal sur le fait que je restais libre de mes choix si le service ne me plaisait pas. J'appréciais le fait qu'elle ne me forçait pas la main à choisir son service.

Elle m'emmenait voir le cadre de proximité qui se révélait être plus que réconfortant pour moi. J'étais conquise. Tout en gardant mes distances, nous avions échangé sur le monde du travail et la maltraitance. L'entretien était très agréable et garantissait à plus de soixante-dix pour cent, mon choix pour ce service. Il m'en avait fait la présentation. Là, leur côte était descendue en flèche. Les contacts de l'école qui avaient travaillé dans le service m'avaient parlé d'éléments peu bienveillants envers les nouveaux arrivants et j'avais eu le déplaisir de rencontrer deux d'entre eux.

Le cadre m'avait présentée. La première infirmière avait, à peine, levé la tête et marmonné un lointain bonjour. Nous étions restés plantés comme deux piquets de bois alors qu'elle tournait les talons. Déjà complices, le cadre et moi nous regardions d'un air entendu. La deuxième infirmière avait joué le même jeu. Là, le cadre avait vu mon air décomposé: hors de question que je vienne dans ce service. Il m'avait éloignée des deux mégères et m'emmenait vers une autre infirmière qui avait pris le temps de me montrer le service et l'outil informatique. Elle était douce, avenante. Elle m'indiquait que l'équipe était sympa et que je ne devais pas tenir compte des deux collègues que je venais de rencontrer. Après consultation de mes anciennes collègues étudiantes, celles-ci m'avaient confirmé sa gentillesse et son professionnalisme.

Je retrouvais le cadre de proximité devant son bureau. Mon air renfrogné ne m'avait pas quitté depuis que j'avais rencontré les fameuses infirmières. Il s'en était rendu compte et s'était empressé de me rassurer : l'une des deux partait au quinze septembre, l'autre était plus bougonne que méchante. Selon mes informatrices, le noyau dur de ce groupe avait éclaté. Et il ne resterait plus que la ronchonne. Il avait essayé de me convaincre que je ne devais pas porter attention à ces "troufignons". Ce mot avait fait voler en éclats toutes mes incertitudes et entraîné chez moi un rire libérateur et bien venu.

Lorsque je l'avais quitté, le cadre m'avait demandée de les rappeler cinq jours après pour faire part de ma décision.

Le lendemain, j'avais rappelé la cadre supérieure. Quand elle avait décroché, je l'avais sentie défaitiste. Elle m'avait confiée que les faits quant à l'accueil que j'avais eu lui avaient été relatés. Elle osait à peine me demander mon choix. Ma réponse s'était résumée à un "Bonjour, chef !". Elle m'avait remerciée d'avoir choisi leur service. J'avais alors l'impression d'être une cliente !

Je devais être contactée par la secrétaire administrative pour constituer mon dossier.

Quelques jours plus tard, j'avais rendez-vous avec mes irréductibles amies, Koudedia et Hélène, aux Halles, pour manger des moules frites, notre mets de prédilection à chaque retrouvaille.

Lorsque je leur avais annoncées la nouvelle de ma prise de poste dans notre hôpital de formation, Hélène qui avait eu des débuts difficiles, m'avait avouée que jamais elle n'aurait dû quitter ce sanctuaire. D'un air convaincu, elle avait ajouté qu'elle y reviendrait un jour.

Le rythme du service était, à priori, plutôt soutenu mais j'étais une bosseuse et je m'étais dit qu'il fallait que je m'adapte à mon nouvel environnement.

Jusqu'à ce que je recommence à écrire, ce qui était synonyme chez moi, d'une douleur, d'une souffrance…

Mardi 12 Novembre 2019

Courir tous les matins pour pouvoir attraper son train. Quand on était en pleine forme, c'était bien, mais quand on était déjà épuisé, à peine la journée commencée, c'était dur.

J'étais fatiguée. J'avais la gerbe juste à l'idée de penser que la matinée pouvait être difficile. Mais, c'était toujours difficile. Pas de matinée humaine pour moi ou pour les patients : entrer et ressortir aussitôt d'une chambre. Je n'y arrivais pas.

En face de nous, des êtres humains qui avaient des besoins et des attentes. Et puis, nous étions en gériatrie. Souvent, amenés aux urgences car esseulés et par conséquent, dénutris et déshydratés dans le meilleur des cas, ils avaient besoin d'attention, de soins. Pour certains, c'était une chute à domicile avec station au sol, pendant trois jours... Pour d'autres, le corps n'était plus qu'un escarre géant, significatif de la misère humaine et de l'indifférence de notre société en ce qui concernait nos aînés.

Arrivés dans le service, ils se voyaient prodigués des soins médicaux, infirmiers, des soins techniques, mais ils n'avaient pas l'attention qu'ils attendaient. Le soin relationnel faisait, cruellement, défaut. Souvent, lorsqu'ils demandaient notre attention, notre présence, ils étaient taxés de patients "très demandeurs".

Nos aînés n'avaient plus l'attention qu'ils méritaient, nous les prenions pour des fous. Nous n'entendions même plus leurs demandes. Ils voulaient que nous arrêtions les soins. Mais, les médecins insistaient auprès de nous.

Il fallait lui faire une prise de sang, le reperfuser.

Le patient de ce jour avait un capital veineux à son identique...épuisé. Alors, ma collègue s'y était reprise en plusieurs fois. Moi, je culpabilisais. Le patient était en train de mourir.

Pourquoi s'acharner ? En fait, le patient émettait un râle de douleur à chaque fois que l'aiguille rentrait dans une veine. J'avais dit ma désapprobation à ma collègue.

Elle était pourtant d'accord, mais elle avait poursuivi en marmonnant "c'est comme çà, ça fait partie du métier. Va falloir que tu t'y fasses."

Alors, ce n'était pas le métier que j'avais choisi. J'avais choisi de soigner, d'accompagner, d'écouter. Et là, dans un service où il fallait être plus que réceptif et attentif, rien de tout cela.

Mais, l'interne qui avait, sûrement, entendu ma conversation d'avant avec ma collègue, avait passé sa tête par la porte, en nous disant de ne pas insister si nous n'arrivions pas à le perfuser. Ma collègue avait, néanmoins, continué. Elle avait, finalement, réussi à le perfuser.

Le patient était mort, deux jours après.

J'avais eu trois semaines d'intégration selon les dires du cadre, mais sur le papier, deux semaines. Lorsque j'avais commencé à tourner seule, j'avais senti l'exaspération des collègues et leur impatience, devant le fait que je terminais plus tard que prévu. J'entendais par là que je faisais mes transmissions écrites après 14h, et déléguais certains soins du matin à l'équipe de l'après-midi.

J'avais remarqué qu'ils étaient bienveillants entre eux mais pas vis-à-vis de moi. Lorsque je rentrais chez moi, j'étais usée, une vraie loque.

Je ne faisais que des matins et lorsque j'avais demandé à faire quelques après-midis, le cadre m'avait dit qu'il ne pouvait plus changer le planning et que, pour les nouveaux arrivants, c'était la procédure. C'était plus formateur…

Dimanche 17 Novembre 2019

Je prenais les transmissions de ce matin. J'étais de garde.

Les transmissions s'étaient déroulées dans un brouhaha de folie. L'ide qui m'avait raconté les événements du matin, avait les yeux à peine ouverts. Elle avait fait la fête, hier soir et son rapport était imprécis. Elle se trompait constamment dans les attributs. Perfusion, sonde à demeure... J'allais devoir rechecker chaque base, antibiotique, sur l'application. Ce n'était pas grave. J'étais censée revérifier les prescriptions pour faire ma planification.

Mais, ce service était épuisant. J'avais bataillé pendant une heure hier, en début d'après-midi, avec la pharmacie pour récupérer trois traitements qui n'avaient pas été commandés.

Le coursier me les avait ramenés pour dix-neuf heures.

Moi, en tant que nouvelle infirmière, je n'avais pas droit à l'erreur. Par contre, la continuité des soins s'appliquait pour moi. Certains n'avaient aucune difficulté à déléguer.

Un patient de quatre-vingt treize ans, rentré pour AVC (Accident Vasculaire Cérébral) et nécrose des orteils au pied gauche, était tombé face contre terre, dans la matinée. Résultat : un hématome au front ou plutôt un œuf, un œil au beurre noir, des dermabrasions aux deux genoux et une plaie ouverte au coude gauche.

Du coup, un biberon d'anesthésique local lui avait été administré. Le matin, sa tête avait été bandée, sa narine droite, méchée et la plaie aux coudes, couverte par un bandage compressif.

J'avais récupéré le service à quatorze heures. J'avais constaté avec l'aide-soignante, à quinze heures, que la bande était imbibée de sang et que le carré commençait à en être inondé.

À seize heures, je faisais intervenir le médecin présent. Chirurgie en urgence. La plaie nécessitait huit points de sutures pour stopper l'hémorragie. En mon for intérieur, j'espérais que mes parents n'auraient pas à subir une telle prise en charge..

À dix-huit heures trente, le patient avait refusé son repas. Je lui proposais un peu de compote pour accompagner les traitements. Il était d'accord.

Quelques cuillères et il avait vomi du sang non digéré. J'avais juste eu le temps de prendre une serviette à proximité pour qu'il ne régurgite pas le tout dans mes mains même. J'avais appelé à l'aide pendant une bonne minute. C'était long, une minute dans cette situation. Le patient continuait de régurgiter. La serviette avait bien fait son travail. Mais je commençais à sentir le liquide chaud gagner mes mains. L'équipe était arrivée, emmenant plusieurs carrés. J'avais gardé la serviette dans un coin pour l'interne de garde que mes collègues avaient appelé, entre temps.

ECG (Électrocardiogramme), bilan sanguin en urgence.

L'interne avait enlevé la mèche coincée dans la narine, de suite. Il m'avait expliquée que le sang coulait derrière la gorge, au lieu d'être évacué par le nez.

Le cas du patient s'était aggravé. Son épouse, alors présente, n'espérait plus et sentait que la fin était proche.

Sur notre équipe, dans l'attente d'une prescription plus officielle des barrières, l'une d'elle avait été mise d'un côté et de l'autre, nous avions placé l'adaptable.

À peine deux mois que j'étais là et je postulais déjà ailleurs. Ça me faisait mal de voir tout çà. Je pensais à mes parents.

Et puis, j'aimais être entourée de gens bienveillants.

À l'origine de ma décision, un entretien avec mes cadres de proximité et supérieure. Ils avaient eu des retombées me concernant : un médecin avait envoyé un mail pour dire que j'avais laissé des traitements sur un adaptable.

C'était une urgence. Celle du patient mourant. Nous avions dû avec ma collègue le reperfuser à la demande de l'interne car son état était critique.

Ce qui m'avait choquée, dans l'envoi de ce mail, c'était que j'avais vu ce médecin à plusieurs reprises lors du jour dit.

Elle m'avait parlée gentiment. Alors, pourquoi ne m'avoir pas dit les choses ?...

J'aurais pu m'expliquer... La communication, la collaboration, la bienveillance, tant de concept que je recherchais et qui me semblaient si absents...

Alors, j'avais pris ma décision. Je devais partir.

Personne n'était au courant. À part une as et une infirmière que j'affectionnais. J'avais postulé en service de maladies infectieuses et tropicales. C'était apparemment dur. Mais, l'équipe était soudée.

Là où j'étais, je ne faisais que des matins. Et en plus, je subissais les railleries de certains.

"Ça va ? Tu vas pas te noyer, aujourd'hui ?"

"Pourquoi tu dis çà ?".

Devant mon ton sévère, elle avait répondu :"Non, mais je plaisante". Mais, je savais que c'était faux.

Deux ide avaient eu des mots, en début de semaine. Insultes et perte du contrôle de soi, dans le poste de soin. J'étais persuadée que l'un des deux était en burn-out. Je le sentais, je le voyais. Il était comme sur un fil, prêt à casser. Il semblait parfois perdu. Au début, il était agressif envers moi. Je n'avais pas répondu et j'avais senti toute la pression qu'il avait en lui. Il n'était pas méchant mais à bout. Cela dit, il restait professionnel envers les patients. Et j'appréciais.

J'avais passé trois jours avec une très bonne aide-soignante. C'était agréable de pouvoir enfin collaborer. De travailler en binôme. Sur mes deux mois dans le service, j'avais rarement connu çà... Alors que je savais déjà que la prochaine fois elle n'était pas sur mon roulement, j'appréhendais.

Une bonne aide-soignante, ça valait de l'or. Elle allait vous aider dans vos pansements, vous transmettre des choses que vous n'aviez pas forcément vues : Les bases terminées, l'état cutané, l'alimentation, les selles des patients, leur douleur, leur état d'esprit... Pour une prise en charge holistique et optimale du patient, c'était inestimable.

J'avais maigri et je ne faisais plus qu'un repas par jour quand je travaillais.

Je ne prenais pas de pause, je n'avais pas le temps.

De repos, je prenais mon petit-déjeuner et mon repas du midi. Le soir, je mangeais un yaourt et un fruit.

Je dormais plus qu'avant par contre. J'en avais besoin. Moi, qui était une couche tard et adepte de Netflix, c'était fini tout çà. Au lieu des une ou deux heures du matin habituelles, je me couchais à vingt-trois heures maximum. Pas le choix, je ne tenais pas. Il me fallait au minimum 6h de sommeil.

Mercredi 20 Novembre 2019

Ce jour-là, je n'avais pas cessé de me dire : "J'arrête tout, j'abandonne le service, je laisse tout en plan." Mais, j'étais restée. C'était une faute professionnelle d'abandonner ses patients.

J'aurais dû être en formation de transfusion sanguine mais

une de mes collègue étant absente, le cadre m'avait informée que la formation était annulée. J'avais dû pallier au manque d'effectifs. J'étais déçue, je me faisais une joie à l'idée d'avoir une journée cool. Comme d'habitude, depuis quelques temps, je me retrouvais sur le côté le plus aiguë du service. J'étais en réelle difficulté. Je galérais. Entre autres, prises de sang du matin sur des patients au capital veineux épuisé.

Une observatrice pour une étude dans le service m'accompagnait. Elle se rendait compte de la difficulté de mon entreprise. Les patients étaient douloureux pour certains, malgré les antalgiques, avaient les membres raidis par une spasticité grandissante, la peau abîmée par les prélèvements quotidiens.

La première prise était un succès. Les quatre autres, un fiasco total.

De sept à huit heures quinze, je m'étais évertuée à être dans les temps. À huit heures quinze, je demandais de l'aide à l'infirmière la plus proche. Pour pourrir encore plus la matinée, le pneumatique (conduit qui servait à acheminer les prélèvements divers aux laboratoires) ne fonctionnait pas. Ça voulait dire que tous les résultats d'analyse allaient être retardés.

À neuf heures, heure des transmissions aux médecins, l'autre collègue de l'unité était arrivée comme une furie et m'avait demandé pourquoi j'avais attendu cette heure-ci pour demander de l'aide. Elle était agressive, arrogante et me toisait. Elle avait continué en disant que j'allais perturber le bon fonctionnement du service et que les médecins seraient forcés de m'attendre. Par la suite, j'avais appris qu'elle s'était targuée d'être venue m'aider non par pour me soulager mais pour le service et qu'elle n'était pas là pour rigoler. C'était la même qui m'avait lancé : "Ça va ? Tu vas pas te noyer aujourd'hui ?"

Elle avait continué en disant que "les patients avaient des veines qui étaient de vrais boulevards ! ".

Justement, je lui demandais si elle insinuait que je ne savais pas prélever.

"Non, mais les patients, je les connais et on peut les piquer, facilement."

L'observatrice m'avait défendue et expliqué la difficulté. Du coup, ma collègue m'avait attaquée sur un autre plan. Pourquoi je n'étais pas venue la voir plus tôt ?

J'avais répondu que j'avais déjà demandé à ma collègue la plus proche et que je n'allais pas recourir de l'autre côté parce que j'étais déjà en retard.

"Alors, c'est à moi de venir te voir pour te demander si tu as besoin d'aide ?" En réalité, moi, c'était ce que je faisais si j'avais terminé plus tôt.

Elle me fatiguait. J'étais vidée et je n'avais plus la force de me battre. J'ajoutais, donc, que je n'avais pas pensé à aller la voir.

Je l'avais laissée aller en chambre pour prélever. J'avais continué à administrer les traitements et à prendre les paramètres vitaux (tension, pouls, température) sans thermomètre, vu qu'il n'y en avait qu'un seul pour les trois ailes.

L'observatrice était outrée par la violence de la scène qui s'était jouée. Elle évoquait le manque de bienveillance, et la virulence des propos. Elle était surprise de voir que j'encaissais les coups avec calme. Mais, avec elle, je m'épanchais un peu. Je lui avais confié que j'allais quitter le service, me mettre en arrêt car j'étais à bout et ne pouvais plus supporter cette situation. Je venais d'arriver et on me donnait, plus que régulièrement, la salle la plus lourde.

L'aide-soignante du jour était bienveillante, elle m'avait aidée à prendre les tensions.

La pauvre suait à grosses gouttes : dix patients, dix toilettes.

Je décidais de l'aider par la suite et l'avançait sur la toilette d'un patient.

Ensuite, elle m'avait assistée dans la réfection des pansements. Elle s'était, alors, confiée et j'avais compris qu'elle n'avait pas apprécié la tournure qu'avait pris la discussion avec la "méchante" infirmière. Elle m'avait avoué que tout cela ne donnait guère envie de devenir infirmière.

Je lui avais dit que les études n'étaient pas la plus grande difficulté mais plutôt le fait d' être sur le terrain : Il fallait s'adapter, tout le temps, se remettre en question, et souvent, se confronter à l'équipe en place. J'en savais quelque chose...

À plusieurs reprises en tant qu'étudiante, j'avais dénoncé des cas de maltraitance sur lesquels les collègues du service et parfois même, la hiérarchie fermaient les yeux.

Je m'appuyais, alors, sur ma référente pédagogique qui déboulait, comme une guerrière dans le service, prête à me défendre face à l'équipe en place. J'avais une confiance absolue en elle. Jamais, elle ne m'avait abandonnée.

Elle m'avait toujours encouragée à ne pas me laisser faire. Car finalement, les maltraitances sur les étudiants étaient perpétrées par des soignants en souffrance eux-mêmes. Certains reproduisaient ce qu'ils avaient enduré en tant que tels. D'autres vous considéraient comme un exutoire parce qu'ils subissaient la pression, aussi, de l'équipe.

Toujours était-il que j'avais continué à me démener comme un diable pour faire tous mes soins de la matinée.

L'aide-soignante m'avait appelée d'un air dépité. Il y avait deux perfusions qui ne passaient plus. J'avais vraiment la poisse. Ça voulait dire qu'il allait falloir reperfuser les deux patients. Je n'avais vraiment pas le temps. Il était presque treize heures et je devais faire mes transmissions écrites avant l'arrivée de la relève.

En plus de tout ça, j'aurais dû faire une transfusion. Avec la panne du pneumatique, les résultats des RAI (Recherche d'Agglutinines Irrégulières) étaient arrivés vers midi et il était trop tard pour administrer les culots sur mon temps de travail. Ce serait à l'équipe de l'après-midi de s'en occuper.

À midi trente, j'avais vu mon tortionnaire du matin tripatouiller tout ce que j'avais préparé pour la transfusion d'urgence relative. Elle avait appelé la distribution de L'EFS (Etablissement Français du Sang) pour récupérer les poches. Avec une certaine arrogance, elle m'avait dit :

"De toute façon, t'as pas encore fait tes transmissions écrites, donc, ce sera pour la collègue de cet après-midi."

J'avais envie de lui répondre : "oui, ça s'appelle la continuité des soins." Mais, je m'étais tue.

J'étais sidérée de voir avec quel zèle, elle agissait car quelques jours auparavant, alors que la veille elle avait fait la fête avec les collègues, elle m'avait donnée des transmissions orales plus qu'inexactes et j'avais dû vérifier toutes les bases sur ordinateur et dans les chambres.

Cette "méchante" infirmière était des îles. J'avais toujours eu droit à la bienveillance de mes collègues exotiques. J'étais de la Réunion et ça s'avérait, parfois, être un atout. Mais, elle ne faisait aucune distinction et son rictus semblait dire par moment : "noir, blanc, vert, je te ferai trimer". Néanmoins, j'avais constaté qu'elle s'entourait de tout le personnel noir et créait, ainsi, une sorte de scission du service. Noirs contre Blancs. Mais ceux-ci (les blancs) étaient en minorité. Alors, elle exerçait une sorte de domination silencieuse, en étant à la tête du groupe le plus représenté. Un vrai délice pour une étude sociologique.

De toute façon pour la méchante infirmière, dans le cadre du travail, la couleur ne comptait pas :

elle ne venait pas en aide à son binôme du jour, qu'il soit noir ou blanc, si elle finissait plus tôt.

Je pensais, malgré tout, qu'elle cultivait la Black power attitude et j'avais été surprise de savoir qu'elle était mariée à un blanc.

Elle était un vrai mystère pour moi, car elle parlait en créole devant les blancs pour qu'ils ne comprennent pas et avaient du mépris pour eux. Je désapprouvais ce genre d'attitude. Je ne me retrouvais pas dans cette discrimination et de ce fait, le fossé entre l'équipe et moi se creusait un peu plus. Néanmoins, j'avais fini par me demander ce qui avait poussé la méchante infirmière à agir de la sorte...

Pour finir, les transmissions avec la relève avaient été un supplice. Je n'avais pas eu le temps de peser les patients. L'infirmière et l'as de garde soupiraient, donc, à chaque fois que je répondais "non" à la question du poids.

Nous avions sué à grosse goutte, avec ma binôme aide-soignante, ce matin et tout le monde s'en fichait royalement.

L'as avec qui je m'entendais bien m'avait rapporté que mon tortionnaire du matin avait tout raconté à notre cadre. Celui-ci, à mon grand étonnement, m'avait défendue, en racontant qu'il lui était aussi arrivé de ne pas réussir à prélever des patients, dans ses mauvais jours.

Malgré cela, je pensais, sincèrement qu'on essayait de me pousser à bout. On m'avait jetée dans la mer, un jour de tempête, sans bouée.

J'allais être de repos, pendant deux jours. Il fallait que je réfléchisse à ce que je devais faire. Un constat sûr : j'étais épuisée et je savais que j'étais du matin, de nouveau, dans deux jours. Là, j'allais droit dans le mur. Je flirtais même avec le burn-out.

Il était quatre heures du matin et je n'arrivais pas à dormir parce que je n'avais pas vidé la poubelle de mon chariot de soin. Et je savais que la relève avait dû râler encore parce qu'on me ne laissait aucun répit.

Je me disais que ce n'était plus possible. Il fallait que je parte.

Jeudi 21 Novembre 2019

Neuf heures huit minutes et j'étais chez le médecin. J'avais commencé le premier Octobre et j'étais déjà chez le médecin pour un arrêt parce que je n'en pouvais plus. Si je n'avais pas eu la confirmation par mon indic que c'était sciemment qu'on me laissait la salle la plus lourde, j'aurais pensé que c'était moi le problème. Mais, elle me l'avait dit clairement. L'aide-soignante avec qui j'avais travaillé Mardi avaient dit qu'ils faisaient exprès pour que j'en bave…

Elle m'avait aussi raconté que l'ide qui était la plus virulente avec moi allait, à ses débuts, se cacher aux vestiaires pour pleurer parce que l'ancienne équipe en place lui en faisait voir de toutes les couleurs. Détail important, histoire d'expliquer le comportement de ma persécutrice, l'ancienne équipe en place était majoritairement blanche...

Je me disais qu'on avait l'impression de se trouver dans les grandes écoles ou facultés où il y avait un rituel de passage, le bizutage. Mais, vous acceptiez ce genre de rituels lorsque vous vouliez, à tout prix, faire partie d'un groupe. Moi, je n'aspirais pas à intégrer ce type de groupe malveillant, maltraitant. Donc, STOP.

Je devais prévenir, ce matin même, le cadre de proximité. J'aurais pu être arrogante et appeler au dernier moment. Parce que je savais que ça les aurait, vraiment, embêté. Mais, je n'étais pas comme ça. Je n'aurais pas aimé me trouver dans cette situation, alors comme on disait : "Ne fais pas aux autres ce que tu ne voudrais pas qu'on te fasse".

Si je voulais partir de ce service, c'était aussi pour çà : je refusais de devenir aigrie, amère et je voulais continuer à prendre du plaisir à exercer. Et là, ce n'était plus le cas.

Ça me faisait mal de laisser tous ces patients mais pour être un bon soignant, il fallait, avant tout, être bien dans sa peau. Je le savais.

C'était utopique et même naïf de penser, ainsi. Parce que cette aigreur et cette amertume qui étaient présentes chez ces soignants, venaient, aussi, des conditions de travail. On pouvait peut-être y ajouter les retombées néfastes du racisme car le service était réellement divisé en deux groupes, les noirs et les blancs. Mais je pensais plus que c'était l'acharnement, le harcèlement qui découlaient de la pression exercée par les cadres, les médecins qui étaient à l'origine de toute cette rancœur.

Mais, ce qui représentait l'élément perturbateur premier, c'était que les soignants, pour certains et pour les maltraitants avaient oublié les raisons de leur engagement pour cette profession ou que leurs espérances avaient été tellement anéanties qu'ils n'avaient pas eu d'autres choix que de suivre le mouvement. Car dénoncer et refuser d'entrer dans ce moule demandait de la force et de la persévérance même si l'abnégation de soi pour ces soignants était une douleur quotidienne, profonde qu'ils avaient réussi à étouffer...

Ils mettaient, aussi, au plus profond d'eux-mêmes, cette envie de dire que ce n'était pas normal, que ce n'était pas humain de travailler ainsi, d'agir ainsi. Une toilette en dix minutes… et encore. Des déchirures musculaires, des lumbagos, le Burn out…

Il fallait que le service tourne. Mais, il y avait trop de choses à faire : des poids à prendre tous les jours, des ECG, des bladders à faire tous les jours et ça systématiquement chez tous les patients, en plus des autres soins, prélèvements, administrations des traitements chez une population impiquable et ayant des troubles de la déglutition aiguë. Tout ceci impliquait une prise en charge difficile, nécessitant du temps. Alors, on courait tout le temps.

On me reprochait souvent de ne pas prendre de pause mais le temps d'une pause, c'était le temps d'un soin. Et puis, je me voyais mal m'asseoir à la table de mes tortionnaires. Le syndrome de Stockholm ne m'avait pas encore gagnée…

Ils auraient été capables de dire que je me permettais de prendre une pause, alors que mes soins n'étaient pas terminés. Ils ne me l'auraient pas dit directement, évidemment, mais entre eux.

J'attendais, toujours, mon tour.

En sortant du cabinet, le fait juste de penser que je n'allais pas retourner dans le service, les prochains jours, m'apaisait.

Le médecin m'avait mise en arrêt du vingt et un au vingt-neuf inclus. J'avais, donc, une semaine pour rebondir. Il m'avait dit que les conditions de travail des infirmières étaient très difficiles et qu'il voyait beaucoup de reconversions suite à désillusions. Je m'inquiétais, donc, pour mon avenir. Qu'allais-je devenir ? Dans quel service allais-je bien pouvoir m'épanouir ?

J'avais appelé le cadre de proximité pour l'aviser de mon absence et la cadre supérieure pour convenir d'un rendez-vous. J'avais demandé à la voir sans le cadre de proximité qui avait une tendance à être impulsif et agressif dès lors qu'on abordait un problème. Et je ne me sentais pas en confiance avec lui, du coup. J'en avais profité pour annoncer que je ne restais pas dans le service. Dans un premier temps, elle avait essayé de jouer sur l'affectif, avec un ton désolé.

"Oh, non !"

Mais, je n'y avais pas prêté attention. Je lui avais dit que le service était bien assez dur comme ça, alors avec la malveillance et l'humiliation... Elle s'était tue et avait compris, je pense, toute l'ampleur de mon épuisement.

Jeudi 28 Novembre 2019

J'étais dans le train. Ma cadre m'avait fixée un rendez-vous, le lendemain même, pour aujourd'hui. Après ces quelques jours passés à la maison, à me reposer, à regarder Netflix pour m'évader de la réalité, j'avais pris du recul. J'étais plus calme. Je me disais que je n'étais pas faite pour ce service : les urgences constantes, la pression des médecins, des patients parce qu'ils étaient très demandeurs aussi, et celle que l'on exerçait sur soi-même parce qu'on se donnait des objectifs, c'était trop. J'avais des facilités pour le relationnel et dans ce service, je ne pouvais pas m'épanouir car les soins techniques et la charge de travail prenaient le dessus sur le relationnel. Une infirmière et une as pour huit à dix patients qui étaient tous dépendants, désorientés, ce qui impliquait des aides aux repas, des toilettes au lit pour chacun d'eux, c'était trop. Ceux qui déterminaient l'effectif par infirmière, avaient-ils conscience de cela ? Les chiffres et la réalité, la bureaucratie versus le terrain.

On demandait à peine le consentement des patients pour les soins que l'on effectuait et l'équipe médicale semblait toute étonnée lorsqu'un patient de quatre-vingt treize ans refusait une pose de sonde naso-gastrique, petite tubulure introduite par la narine qui allait jusqu'à l'estomac pour pouvoir nourrir la personne. Cela pouvait s'avérer douloureux et désagréable car le contact avec les muqueuses de la sphère ORL, de l'œsophage occasionnait des réflexes de renvoi. L'équipe médicale se rendait, ainsi, compte qu'en face d'elle, il y avait un être humain.

Alors, se posait la question de l'humanitude. Nous soignions des êtres humains, différents de par leurs origines, leurs modes de vie, leurs vécus, et par conséquent, leurs attentes et besoins variaient en fonction de ces données.

Dans ce service gériatrique, la relation asymétrique soignant-soigné était permanente.

La vulnérabilité des patients de par leur âge, leur pathologie, leur confusion y contribuait et rendait le soignant, tout puissant.

Mais, pour tout soignant qui prêtait de l'attention aux propos et messages corporels du patient confus, l'expression de toutes ses attentes et besoins était bien présente : sa résistance et son manque de compliance disaient son refus des soins ; son regard et la position de son corps criaient sa douleur. Dans sa confusion, il y avait des messages clairs. Encore fallait-il avoir la faculté de les percevoir, les recevoir et les transmettre à un récepteur digne de ce nom.

Pour les médecins, la priorité c'était de soigner, de guérir alors, pour eux, entendre le refus de soin d'un patient relevait de la frustration. Mais, la réalité était telle en gériatrie. Certains patients étaient fatigués de lutter contre la maladie, et même contre la vieillesse.

J'allais, donc, m'entretenir avec la cadre supérieure. Elle m'avait proposée un poste en SSR (Soins de Suite et de Réadaptation) Pneumologie : plus de relationnel, moins de soins techniques, la possibilité d'être en phase avec moi-même, ce qu'on appelait la congruence. En phase avec soi-même et les actes que l'on entreprenait.

Vendredi 29 Novembre 2019

Une heure trente du matin. Je m'étais endormie comme une grosse patate, depuis vingt-trois heures, devant la télé.

Ça ne pouvait en être autrement: aujourd'hui, je m'étais libérée de tout ce qui me pesait, pendant deux heures. Mon entrevue avec ma cadre avait été une vraie délivrance. J'avais fait part de tous les dysfonctionnements que j'avais constatés dans le service. Tous n'étaient pas forcément en rapport avec ce que j'avais subi. Mais, il y avait des choses que je trouvais fort injustes.

J'avais dénoncé ce qui me tenait le plus à cœur : les conditions des étudiants. Dans le service, l'infirmière qui avait été malveillante envers moi, était connue pour les laisser gérer la salle, seuls, sans surveillance. Alors qu'ils s'occupaient de tout, dans le service, elle partait en salle de pause, portable à la main. Les étudiants étaient livrés à eux-mêmes. Plusieurs fois, j'avais constaté que l'ide en question était introuvable et laissait, donc, aux autres ide le soin d'intervenir en cas de complications.

Autre chose qui me révoltait, concernant les étudiants, c'était le fait qu'ils ne pouvaient pas partager notre salle de pause et que certains collègues leur interdisaient de prendre du pain. Je trouvais leur attitude mesquine et dégradante. La mise à l'écart des étudiants avait été justifiée par le cadre : une fois, l'un d'eux avait divulgué des faits, plus précisément des ragots évoqués par l'équipe sur une personne.

Le jour où le cadre m'avait appris cela, j'avais enfreint la règle en faisant entrer la stagiaire qui m'accompagnait pour la pause, dans le réfectoire. Devant la pression du cadre et son air sévère, je n'avais pas cédé et refusais de me séparer de l'étudiante.

Quant au pain qu'on leur refusait, je trouvais çà, scandaleux.

Comment des infirmières et des aide-soignantes pouvaient agir ainsi, elles qui avaient signé pour agir dans la bienveillance, la bientraitance et en toute congruence avec les valeurs morales de leur profession ? L'épisode qu'on m'avait rapporté concernait une étudiante aide-soignante qui avait refusé de prendre du pain, offert par bonté par une des collègues. Elle avait expliqué qu'elle n'avait pas été autorisée quelques temps, auparavant, à en prendre. J'avais, moi-même, assisté à une scène de ce genre avec un externe. Les deux agents présents dans le réfectoire l'avaient fusillé du regard lorsqu'il avait demandé un morceau de pain. La honte me montait au visage rien que d'y penser. C'était du pain qui allait finir à la poubelle et je ne pouvais m'empêcher de penser que certains étudiants avaient des conditions de vie plus que précaires.

Heureusement, tous les lieux de stage que j'avais connus ne fonctionnaient pas ainsi. J'avais toujours pu compter sur la bienveillance de mes tuteurs. Et, c'est régulièrement qu'ils venaient me chercher en salle, pour prendre une pause avec eux.

À l'annonce de ces méfaits sur les étudiants, la cadre m'avait avouée avoir été alertée par les formateurs référents de stage : Les élèves s'étaient plaints auprès d'eux de diverses maltraitances. À juste titre. Et je confirmais par là-même leurs dires.

Avec le recul, je comprenais ce que voulait dire la petite étudiante que j'avais accompagnée lorsqu'elle m'avait confiée qu'elle m'appréciait parce que je tenais à la seconder dans tous les actes et soins qu'elle entreprenait auprès du patient. Je lui avais, alors, répondu que c'était de ma responsabilité de la former et de veiller à ce que tout soit fait conformément aux règles de bonnes pratiques. Cette étudiante avait mauvaise presse auprès des soignants du service et par extension, auprès de la cadre supérieure, alors qu'elle travaillait bien. Je l'avais, donc, défendue.

J'en avais fini avec les étudiants mais je continuais, sur ma lancée, pour dénoncer le non-respect du binôme AS/IDE (Aide-soignante /Infirmière Diplômée d'Etat). Parfois, vous ne pouviez pas travailler en binôme avec l'as, car la charge en soins infirmiers était trop lourde. Mais, concernant la méchante infirmière, ce n'était pas le cas.

À neuf heures, neuf heures trente, elle était déjà en salle de pause, puisque "son petit étudiant" travaillait à sa place et que l'as suait sang et eau, à finir seule, les toilettes des patients. Le terme de collaboration était absent de son jargon professionnel. Et elle agissait au vu et su du cadre de proximité. Je rapportais, donc, qu'elle s'était posée en tant que leader d'un petit groupe formé dans le service. J'ajoutais que j'étais persuadée que le cadre, arrivé depuis peu, n'osait pas se mettre à dos cette équipe qui avait pris possession du service.

Selon moi, les collègues n'osaient pas dire ce qui faisait défaut dans l'organisation du service.

Ainsi, je voyais régulièrement, la "cheftaine" se mettre sur le pas de la porte du réfectoire, en interpellant ses collègues et frappant dans ses mains: "Bon, c'est quand qu'on se pose ?"

Évidemment, personne n'avait terminé. Elle se posait, donc, tranquillement, seule, portable à la main et attendait patiemment ses collègues, sans proposer son aide. Souvent, elle était rejointe par notre cadre de proximité qui ne paraissait pas étonnée de la trouver là, aussi tôt et seule…

J'avais également évoqué le service momentanément déserté par les soignants pour profiter de leur pause en bas du bâtiment. Je n'étais nullement dérangée par cela, si ce n'était que le service était, alors, tenu par les étudiants infirmiers et as et par moi, la nouvelle recrue. La situation n'était sécurisante ni pour moi, ni pour les étudiants, et encore moins pour les patients...

Je constatais que la cadre supérieure n'était pas plus surprise que çà, devant certaines de mes révélations, mais elle était anéantie par le fait que ses soupçons étaient confirmés par mes dires. Je la voyais passer constamment la main dans ses cheveux comme si elle venait de se réveiller d'un cauchemar au petit matin. Elle notait fiévreusement, mes confidences, et recoupait les événements avec certains faits dans le service. Elle avait deviné tous les noms des protagonistes des dysfonctionnements cités. Elle était, donc, déjà au courant.

Finalement, j'avais plus parlé des problèmes du service que de mon incapacité à travailler dans cet environnement. Devant moi, elle avait appelé plusieurs cadres de services pour pouvoir me rediriger vers eux, étant donné que je refusais de reprendre mes fonctions au sein du service. Elle avait expliqué à l'une d'elle que son équipe était plutôt compliquée et que la dynamique de groupe y était particulière. La pénurie d'infirmières faisait qu'elle n'avait aucun mal à me proposer des postes, à moi de choisir.

Apparemment, mon cadre de proximité lui avait dit que tout se passait bien dans le service et que j'étais complètement paranoïaque. La cadre supérieure avait compris que ma prétendue paranoïa lui permettait de ne pas avoir à gérer les conflits qu'aurait occasionnés une éventuelle prise de position de sa part. C'était finalement un amoncellement de dysfonctionnements et un imbroglio monstrueux auxquels était confronté la cadre supérieure. Soumise à de multiples responsabilités, elle avait laissé la gérance de ce service au cadre de proximité, s'appuyant complètement sur lui. Le résultat était plus qu'édifiant. En un mois et demi à peine, l'émergence d'un groupe mettant en évidence des comportements sociaux liés à des mécanismes de défense avait donné lieu à plusieurs démissions, arrêts de travail, et réactions symptomatiques de burn-out.

L'équipe était en souffrance et l'exemple le plus criant résidait dans la perte de contrôle de soi d'un des collègues. Il avait insulté une infirmière, et jeté violemment certains effets à travers le poste de soin. Je n'étais guère étonnée d'entendre les filles relater la scène dans la mesure où j'avais décelé bien auparavant son mal être, son stress. Il était clair qu'il se mettait la pression et que celle exercée de surcroît par les médecins n'arrangeait pas son état. Pour moi, cet agent présentait clairement les symptômes du burn-out. Et en pensant à ma situation, je me disais que je quittais le service avant d'arriver à cet épuisement professionnel.

À la fin du mois de septembre, le service comptabilisait un peu plus de mille entrées. Nous étions les petites mains des médecins et j'imaginais bien qu'ils étaient sous le joug de quotas imposés.

À neuf heures, tous les jours, ils attendaient les transmissions orales pour pouvoir se rendre à leurs consultations laissant la gestion des patients aux internes et externes. Ceux-ci vous harcelaient de soins, de demandes constantes et modifications de prescription. La planification des soins faite le matin était en constante évolution et réactualisation.

Certaines infirmières se targuaient d'aimer le côté urgentiste du service mais finalement, toutes fuyaient l'aile la plus chargée en soins. C'était ainsi que je m'étais retrouvée à gérer, constamment, cette aile avant mon arrêt. Je n'avais pas compris l'empressement des infirmières à s'habiller et à aller dans le service, le matin. Mais, j'avais vite fait le lien. Alors que j'avais trouvé ça admirable dans un premier temps, j'avais compris qu'elle voulait échapper au service le plus chargé. Alors que j'en faisais part à la cadre, elle n'en croyait pas ses oreilles mais mon air plus que convaincant l'avait faite capituler.

Lorsque nous nous étions quittées, la coiffure de la cadre ressemblait à un champs de bataille.

Elle m'avait raccompagnée dans le hall, cherchant à voix haute une solution à toutes ces révélations.

Selon moi, une réunion de service aurait été un premier pas pour ne pas viser qui que ce soit en particulier et voir si les personnes concernées se remettaient en question.

Me concernant, j'avais refusé de reprendre mes fonctions, le lundi qui suivait. Question de congruence.

J'avais le choix entre deux services, pneumologie et médecine physique et de réadaptation (MPR). Mais, je n'avais pas la possibilité d'attendre éternellement, le service de MPR me proposait une réponse dans un mois. J'allais, donc, parer au plus pressé car je ne voulais pas tomber dans l'arrêt de complaisance : il manquait cinq ide en pneumologie et la prise de poste devrait être rapide. À suivre.

J'avais appris que le patient qui avait chuté face contre terre était décédé, Mercredi. Paix à son âme. Il avait finalement été placé en soins palliatifs. La chute lui avait été fatale...

Dimanche 1er Décembre 2019

J'avais rendez-vous, demain, en pneumologie pour un entretien. J'avais envoyé mon CV et ma lettre de motivation et ensuite appelé le service. Non, sans peine, puisque le numéro de téléphone que la cadre de mon ancien service m'avait donné, était erroné. Je m'étais même demandée si la chose était réellement due au hasard...

Bref. Au téléphone, la cadre de pneumologie m'avait quand même demandé pourquoi je ne reprenais pas mes fonctions dans mon ancien service en attendant d'être mutée, ailleurs.

"C'est si dur que çà ?".

Elle doutait de mes capacités à exercer dans le service. Ce à quoi j'avais répondu que le côté relationnel était difficile à établir avec l'équipe, sans entrer dans les détails.

Je connaissais la facilité que la nature humaine avait, à se faire un avis, à porter un jugement hâtif sur l'autre, lorsqu'elle faisait face à l'inconnu.

Je comptais lui dire que j'étais là pour travailler et non pour faire des histoires, que je ne supportais pas l'abus de pouvoir, étant donné que je considérais que le soignant en avait déjà bien suffisamment sur les patients et sur la feuille de bilan de stage d'un étudiant.

Je tirais la conclusion que la pénurie d'infirmières était liée aux conditions de travail mais aussi à la maltraitance entre soignants et envers les futurs soignants.

Ce constat faisait fuir beaucoup de nos collègues.

J'avais pour exemple, un de mes professeurs qui nous avait racontés qu'un très bon élève avait quitté la profession pour devenir masseur.

Mon médecin m'avait, également, expliqué qu'il avait au moins huit patients infirmiers qui avaient opté pour des reconversions professionnels devant le fossé rencontré entre la théorie et le terrain. Moi-même, je commençais à me demander si je souhaitais continuer à évoluer dans cet univers sinistré, violent humainement.

Chaque jour était une bataille pour rester humain et bienveillant.

J'avais eu mon indic, hier, au téléphone. Elle m'avait fait repenser à certains événements qui m'avait traumatisée. Je me souvenais de cette petite blonde aux yeux clairs, effacée, que j'avais trouvée sympathique au début. Ça n'avait pas duré. Elle m'avait pourrie la vie aux transmissions orales. Je devais pratiquement lui faire un projet de soins détaillé pour chaque patient. Si j'avais le malheur de faire mes transmissions après treize heures quarante-cinq, je me prenais une soufflante hivernale : elle me disait que je l'empêchais de travailler et montrait son mécontentement, en faisant claquer sèchement les dossiers ou les jetant agressivement dans leur casier. Avec le recul, je me demandais comment j'avais pu supporter cette animosité.

Une fois, épuisée, j'avais oublié de recharger le chariot de soins. Elle, par contre, n'avait pas oublié de me malmener, de m'incendier, le lendemain. Elle avait crié qu'elle trouvait ça inadmissible, que je lui avais fait perdre du temps. Je venais juste de commencer à tourner seule et je lui expliquais qu'il me fallait le temps de prendre mes marques, dans le service. Elle m'avait répondu que ce n'était pas son problème. J'avais écouté toutes ses remontrances, sans broncher.

Lorsque j'avais commencé à l'aider à recharger le chariot, elle m'avait dit, avec arrogance et méchanceté : " J'ai pas besoin de toi pour recharger le chariot. Moi, je te le dis comme ça, mais y'en a d'autres qui te le diront autrement !"

Je me posais la question: "Comment ? En me jetant de l'acide à la figure ?"

J'étais dépitée, et j'encaissais. La "méchante infirmière", à l'époque, avait été plutôt sympa. Elle m'avait dit : "Ne t'inquiète pas, un jour, c'est toi qui sera à leur place. Tu pourras leur faire des réflexions. Moi aussi, j'en ai bavé au début. Et dis toi que les plus méchants sont partis. "

Avec le recul, je me disais que pour elle, c'était reculer pour mieux me dévorer…

Lundi 2 Décembre 2019

J'avais eu mon entretien en pneumologie. L'ambiance du

service était légère, détendue, les couloirs, clairs et aérés. Les soignants ne couraient pas.

Lorsque la cadre m'avait présentée, les gens étaient souriants et m'avaient souhaité la bienvenue. Tous se présentaient, même les médecins.

Quel décalage... De l'humanité...

J'avais été franche avec la cadre. Je lui avais dit que je sentais que je n'étais pas crédible à ses yeux, en tant que soignante et dans mes compétences. Elle m'avait avouée qu'elle ne me connaissait pas et que c'était normal : Avait-elle un agent incompétent ou présentant des difficultés relationnelles en face d'elle ?

Pour lui prouver qu'elle pouvait avoir confiance en mes compétences techniques et relationnelles, je lui avais ramenée mon dossier scolaire infirmier. J'avais une confiance absolue en lui, car il était assez bon et allait mettre fin à tout débat : pendant mes études, mon stage en pneumologie s'était bien passé et j'avais tout validé sauf une compétence mais j'étais, alors, en début de deuxième année, donc, c'était plutôt pas mal.

J'avais fait mouche : mon dossier lui avait plu. Elle avait apprécié y voir revenir régulièrement des mots tels que "rigueur", "relationnel", "perfectionniste". Elle m'avait assurée qu'elle ferait tout son possible pour me compter parmi ses agents.

Elle m'avait fait bonne impression et le contact était bien

passé.

Mardi 3 Décembre 2019

Malgré mon entretien en pneumologie, je continuais à prospecter.

J'avais eu un entretien avec le chef d'un service qui m'avait été conseillé par mon ancienne cadre. Il avait, apparemment, eu vent de mon départ de mon ancien service et l'entrevue s'était plutôt mal passée.

En bon collègue influencé et de parti pris, le cadre avait été odieux. C'était plus un règlement de compte qu'un entretien professionnel.

En premier lieu, il m'avait reçue avec une demi-heure de retard. Il m'avait, dès le début de notre conversation, fait comprendre qu'il ne me prendrait pas.

Quel était, donc, l'intérêt de ce rendez-vous ?

À la fin, la réponse était claire : l'humiliation.

Toute la discussion avait tourné autour des circonstances de mon récent départ :

Pourquoi j'étais partie ?

Quels étaient mes torts ?

N'étais-je pas à l'origine des problèmes ?

N'était-ce pas à moi d'essayer de changer les choses ?

Il avait insisté sur l'importance de faire le dos rond quand on intégrait une nouvelle équipe. Il considérait, aussi, que j'étais assez instable dans la mesure où j'avais occupé quatre postes en un an.

Et lorsque nous avions abordé mes attentes, il m'avait dit que la cohésion d'équipe n'existait pas.

J'avais eu un doute sur la complicité de mon ancienne cadre dans cette vendetta, lorsque je l'avais entendue glousser alors même que je lui racontais l'entretien. De plus, alors qu'elle m'avait assurée qu'elle était seule dans la pièce, j'avais cru entendre l'écho propre au haut-parleur et percevoir la voix de certains antagonistes…

Dimanche 8 Décembre 2019

C'était mon anniversaire mais je n'étais pas d'humeur à le fêter. J'étais toujours en arrêt et je n'avais aucune nouvelle de la pneumologie.

J'appelais, régulièrement, mon ancienne cadre et j'avais un peu l'impression d'être baladée à droite et à gauche. Je commençais à avoir le moral dans les chaussettes et à me dire que je devais changer d'organisme. Alors, j'avais commencé à regarder les vacances de poste à proximité de mon domicile. J'envisageais, sincèrement, de démissionner de l'établissement. Je perdrais tous mes droits mais j'étais épuisée psychologiquement, alors…

Lundi 9 Décembre 2019

Par pure correction, je décidais d'appeler la cadre en pneumologie. Mon transfert entre les deux services était plutôt compromis, selon les dires de mon ancienne chef. Elle m'avait inondée d'un jargon administratif incompréhensible évoquant le prêt d'un salarié pendant un certain délai qui n'était pas à leur avantage. Docile, je ne cherchais pas à contourner la situation.

J'avais, donc, expliqué les faits, à la cadre de pneumologie. Ce n'est, que lorsque j'avais entendu son étonnement, que j'avais compris que les choses n'étaient pas à mon avantage. Elle n'avait pas eu de réponse à son mail du deux Décembre où elle demandait mon transfert. Elle m'avait, donc, promis de se renseigner et de me tenir au courant.

Mardi 10 Décembre 2019

Lorsque j'avais raccroché, j'étais confiante.

À juste titre.

La cadre de mon ancien service m'avait appelée pour savoir où j'en étais de mes recherches. Elle m'avait fait comprendre que mes chances d'avoir un poste dans l'établissement étaient plus que compromises et elle m'avait incitée à élargir mon champs géographique de prospection. Je m'habituais, donc, de plus en plus à l'idée de partir.

Lorsque je lui avais annoncée que j'avais appelé, par correction, la cadre de pneumologie, j'avais senti son agacement. Elle m'avait presque ordonnée de rester en dehors des négociations et de la laisser faire. Mais, j'en avais déjà bien assez fait.

À quinze heures, la cadre de pneumologie m'apprenait qu'elle s'était mise en rapport avec mon ancienne cadre. Elle ne comprenait pas son attitude, mais avait fini par me convaincre de ne pas chercher à trouver un sens à certaines actions.

Lundi 16 Décembre 2019

Je n'avais pas eu de nouvelles jusqu'à ce jour, mais mon intuition me laissait penser que les pourparlers allaient bon train.

Malgré tout, j'avais, vendredi dernier, laissé un message sur le répondeur de mon ancienne cadre. Je n'avais pas eu de retour.

Ce matin même, j'avais tenté de la joindre. Elle était en réunion. Elle me rappellerait dans l'après-midi.

Quinze heures : Les négociations étaient terminées : mon ancienne cadre m'annonçait, une pointe d'agacement dans la voix, que je commençais le lendemain même, à neuf heures, en pneumologie. Elle attendait, de moi, de la tenir informée de mon évolution dans le service.

Son appel avait été suivi par celui de ma nouvelle cadre.

Elle était heureuse de m'annoncer la nouvelle et me conseillait de venir, plutôt, le surlendemain, dans la mesure où de nombreuses manifestations étaient prévues, le mardi. C'était un bon début, elle était bienveillante.

J'étais satisfaite du dénouement de cette histoire.

J'aimais tellement cette citation : "Tel est pris qui croyait prendre."

Ma nouvelle cadre m'avait proposée de poser des congés sur la période du vingt-et-un au vingt-neuf Décembre. J'avais accepté, ne sachant pas quand je pourrais en prendre.

Pendant ces vacances où Netflix était plus que jamais mon ami, j'avais relevé quelques citations qui m'avaient interpellée et étaient significatives de mon état d'esprit du moment.

"Être un idéaliste ne m'apporte politiquement rien, je dois seulement faire de mon mieux avec ce que j'ai." Réplique de Gary Oldman dans The Dark Knight.

"Rester solide demande une énergie colossale." Breaking bad, Saison 2, épisode 10.

Durant les derniers jours, l'envie de reprendre le travail était vraiment forte, malgré mon appréhension devant l'inconnu.

Lundi 30 Décembre 2019

L'équipe du service de pneumologie était jeune, sympathique, bienveillante.

Mes formatrices étaient des infirmières en place dans le service, depuis quelques années.

Même si j'étais impressionnée par elles, j'étais heureuse de voir qu'elle faisait leur possible pour m'apprendre les rudiments nécessaires pour prendre mon envol, progressivement.

J'étais un peu fébrile, ce jour-là : je commençais à parler du nez et j'avais des courbatures. J'espérais fortement que je n'avais pas attrapé la grippe car je ne voulais pas avoir à me mettre en arrêt maladie. Je craignais qu'on me prenne pour une tire-au-flanc.

Néanmoins, plus le temps avançait, plus je sentais que j'allais, irrémédiablement, devoir rester au lit… j'en étais, doublement, malade.

Mardi 31 Décembre 2019

J'avais eu mal aux oreilles et des frissons, toute la nuit. J'avais appelé le service et était tombée sur ma formatrice du moment. Lui expliquant la situation, elle m'avait demandé de les tenir au courant.

Le médecin m'avait diagnostiqué une otite, une sinusite et un syndrome grippal. J'étais une loque. Il m'avait arrêtée du trente et un Décembre deux mille dix neuf au cinq Janvier deux mille vingt. J'étais contrariée. Mon arrêt allait empiéter sur mon temps de formation.

Mais, de toute façon, je n'avais pas le choix.

Vendredi 3 Janvier 2020

Mon indic de l'ancien service m'avait appelée pour avoir de mes nouvelles et aussi pour m'en donner. Elle était à bout. Epuisée. Les patients représentaient une lourde charge de travail. Dix patients, dix toilettes, dix aides au repas. Je la plaignais maintenant que c'était un lointain souvenir.

J'allais mieux et j'en profitais pour appeler mon ancienne cadre. Je lui disais que l'équipe de pneumologie était sympathique et que l'intégration s'était bien passée.

Etrangement, elle m'avait parlé de mon indic, me demandant si je la connaissais. Elle avait dit qu'il y avait un réel problème dans le service... J'étais restée silencieuse.

Lundi 6 Janvier 2020

Je reprenais le travail. Le service était moins lourd et cela me permettait de me concentrer sur mon organisation. Mes collègues s'inquiétaient pour moi car ma date de fin de formation arrivait à son terme et je n'avais, finalement, pas été encadrée longtemps.

Contrairement à elle, je ne stressais pas. J'avais retrouvé

confiance en moi et croyais en mes capacités d'adaptation. J'apprenais à faire des gaz du sang et à mettre en place des ventilations non invasives. Et j'aimais ça. Mais, par dessus tout, la dimension relationnelle était omniprésente. Je me sentais vraiment à ma place.

Lundi 20 Janvier 2020

Suite à ma demande et aux réclamations de mes collègues, j'avais eu droit à trois jours de formation supplémentaires.

J'étais heureuse d'être dans ce service. Les filles étaient aidantes, douées, et perfectionnistes.

Ma cadre était bienveillante et m'encourageait, régulièrement. J'avais, enfin, trouvé l'équipe parfaite et ça me faisait du bien d'être considérée et intégrée comme une vraie collègue. J'avais retrouvée une ancienne étudiante de ma promotion, ce qui achevait de me donner un sentiment de sécurité.

VI
Confinement

Lundi 23 Mars 2020

Quatre heures quarante-six du matin : Je n'arrivais pas à dormir. J'avais enchaîné les journées de travail depuis Samedi dernier, avec un repos mercredi. J'étais épuisée. Je m'étais assoupie devant la télé, après m'être douchée et avoir mangé.

Ma fille, comme à son habitude, était venue me réveiller, vers minuit, pour que j'aille me coucher dans mon lit, que mon sommeil soit, réellement, réparateur. Mais, j'étais tellement exténuée que je n'avais pas la force de me lever. Loïs restait, là, à me regarder, d'un œil mi-amusé, mi-protecteur, en attendant que je bouge, mais, en vain. Finalement, elle avait capitulé, se rendant bien compte que je n'arriverais pas à soulever ma petite carcasse.

Ce n'était que vers trois heures trente du matin que j'arrivais à m'extirper du canapé, emmitouflée dans mon petit blouson et ma couette, tous deux, en polaire rose fuchsia.

Toute ma petite tribu de chats dormait autour de moi, sauf la petite, qui était allée, directement, se prélasser dans le lit de ma fille.

J'étais, en repos, jusqu'à vendredi inclus. Un repos bien

mérité.

Depuis un mois, à peu près, c'était le même cérémonial quand je rentrais à la maison :

Je jetais, un coup d'œil dans le salon, pour voir qui s'y trouvait et je me déshabillais, de suite, laissant toutes mes affaires dans une des niches du meuble de l'entrée. Ensuite, je filais à la douche, où je me frottais énergiquement de la pointe des cheveux aux doigts de pieds, pour enlever toute trace de mon périple, enduré au boulot.

Sous l'eau chaude, tous mes muscles se détendaient et j'anticipais, ainsi, sur les éventuelles courbatures du lendemain.

Alors que mon corps se libérait de toute tension, je passais en revue ma journée du dimanche.

Lors de la relève de l'après-midi, j'avais continué à prendre en charge le décès d'une personne âgée. Ma collègue et l'aide-soignante qui l'assistait, ce jour, avaient déjà effectué la toilette mortuaire, le matin.

Pour beaucoup, le confinement était synonyme d'enfermement physique dans un espace clos. Mais, pour d'autres, il pouvait être vécu différemment.

Pendant cette période, je n'avais pas été soumise à l'obligation de confinement physique, bien au contraire. Comme bon nombre de soignants, j'avais continué à exercer mon métier suite à la crise sanitaire liée au virus COVID 19, que nous traversions.

Néanmoins, certaines de nos libertés, de nos actions avaient été amputées, au même titre que ceux qui étaient confinés physiquement.

Ainsi, le plus grand inconfort que j'avais pu vivre, pendant cette période et me donnant tout autant la sensation de confinement et même d'étouffement, c'était le port du masque FFP2, pendant quatre heures, sans interruption. Si j'ajoutais à cela, le port d'une surblouse, d'une charlotte, de surchaussures, et de lunettes couvrantes en plastique, j'en avais presque la nausée, en pensant juste à la chaleur ressentie. J'avais régulièrement, des migraines dues au fait de m'activer et donc, de fournir des efforts en ayant un apport en oxygène limité.

Accompagnée de l'aide-soignante, armées toutes deux de la tenue protocolaire, nous avions achevé le rituel. La patiente portait un masque chirurgical pour cacher les éventuels écoulements qui auraient pu choquer la famille, mais aussi, pour nous protéger des émanations qui auraient pu s'échapper de son corps, lors de nos manipulations. L'aide-soignante avait, malgré tout, fait un ultime soin de bouche à la défunte. Après avoir vérifié la protection de la patiente, les tissus continuant à se relâcher, nous avions enveloppé son corps, dans deux draps. Nous avions continué à lui parler, à la manipuler avec respect. Nous avions, ensuite, introduit la forme sans vie, dans deux housses mortuaires, chacune désinfectée après avoir été fermée. Seule la fiche d'identification autocollante placée sur la housse était le témoin du passage de la patiente parmi nous. D'elle, il ne restait qu'une vague silhouette momifiée et quelques affaires emprisonnées dans un sac DASRI® (Déchets d'Activité de Soins à Risques Infectieux).

Conformément aux dernières consignes, la famille disposait de deux heures maximum, à partir de l'heure du décès de la défunte, pour venir lui faire des adieux. Au-delà de ce délai et selon le protocole, le corps serait emmené à la chambre mortuaire, pour incinération.

La famille nous avait informées qu'elle ne pourrait pas se déplacer pour lui rendre un dernier hommage. La patiente avait quitté notre monde, aux alentours de onze heures. Plus personne, après nous, ne viendrait, donc, lui rendre visite.

L'eau continuait de ruisseler sur mon corps et je me sentais triste pour ces familles qui perdaient un être cher, en cette période de confinement. Ne pas voir le corps d'un être aimé et ne pas lui dire Adieu entravaient le processus de deuil. Or les visites, dans le service, étaient interdites, sauf mesures exceptionnelles, c'est à dire en cas de décès ou mort imminente.

Notre bâtiment était, lui aussi, sous le coup du confinement. Les familles qui accompagnaient leur parent malade étaient stoppées dans le hall, au rez de chaussée devant les ascenseurs et ne pouvaient pas dépasser cette limite. Un dernier au revoir sans la certitude de revoir cette personne et les portes de l'ascenseur se refermaient. Impossible pour les visiteurs ou autres de monter dans les étages: un badge était nécessaire pour pouvoir accéder aux services de réanimation ou d'hospitalisation. Les familles qui avaient l'autorisation de monter, avaient préalablement appelé notre service et étaient forcément accompagnées par nos soins. Arrivées à l'étage, elles avaient, de suite, droit à la tenue de rigueur et étaient invitées à aller directement en chambre.

À seize heures, le corps était prêt à être emmené à la chambre mortuaire, par les ambulanciers. Ceux-ci n'arrivèrent qu'à dix-neuf heures : vu les circonstances du moment, les décès des patients infectés n'étaient pas la priorité.

L'un des ambulanciers avait reconnu le nom de la patiente car il l'avait lui-même emmené dans le service.

— Quel serial killer, ce Covid… Bon courage à vous, en tout cas…

Les ambulanciers nous regardèrent ma collègue et moi, avec gratitude.

Nous nous étions contentés de sourire: c'était notre lot quotidien et c'était normal pour nous.

Ces derniers temps, les soignants et plus précisément, les infirmières étaient devenus des héros. Chaque soir, à vingt heures, depuis que le confinement avait été décrété, la population se tenait aux fenêtres, balcons, terrasses pour les acclamer. Cornes de brumes, casseroles, sifflets, tout était bon pour montrer son soutien au personnel soignant.

Quelques semaines auparavant, plus exactement, le vingt-sept Février, alors que le Président s'était déplacé dans le service, je n'avais pas réalisé l'ampleur de ce qui allait devenir une pandémie. La Chine, l'Italie, l'Iran et l'Espagne avaient, déjà, plié sous le joug du virus, mais je n'imaginais pas qu'une telle crise sanitaire allait nous assaillir.

Ce n'est que le Jeudi douze Mars au soir, que la situation m'était apparue, réellement, critique. J'étais d'après-midi et je ne pouvais pas assister, en direct, au discours télévisé du Président de la République. Loïs, ma fille, m'avait, donc, enregistrée son allocution que j'avais visionnée, à vingt-deux heures trente, en rentrant.

Devant la propagation fulgurante du virus, des mesures étaient nécessaires et prendraient effet le lundi suivant. Même si le mot n'avait pas été prononcé par le Président, la notion de confinement était bien présente. L'idée de guerre sanitaire avait été martelée par le chef de l'état et laissait augurer un sentiment de panique dans les foyers français.

Ma sœur m'avait rapportée le fait que les rayons de pâtes dans les grandes surfaces étaient presque vides mais je n'y croyais pas.

Cependant, le mercredi dix-huit Mars, jour de mon repos, j'avais pu constater, par moi-même, l'angoisse de la population française : les rayons de denrées non périssables, telles que le riz, les pâtes, le sucre, la farine avaient été pris d'assaut. J'avais voulu, comme à l'ordinaire, acheter des pâtes à pizza, des conserves de chair de tomates au basilic. Pas de problème pour les pâtes à pizza, mais plus de conserves de tomates… j'avais dû faire deux magasins pour en trouver…

Les fournisseurs de grandes surfaces postaient, régulièrement, des vidéos sur internet, pour informer les particuliers que la nourriture ne manquerait pas.

En attendant, plus de céréales, plus de conserves de thon, plus de yaourts natures. Heureusement, j'avais pour habitude de garder en réserves deux à trois boîtes de thon, d'haricots rouges, de flageolets, et en bonne héritière de la culture réunionnaise, il me restait du riz pour une quinzaine de jours.

Je m'étais rabattue sur les boîtes de sardines, les œufs, les patates, les yaourts à la vanille. J'avais une yaourtière à la maison, j'avais, donc, pris un pack de lait pour pouvoir en préparer d'autres. Même le rayon Animalerie souffrait du stress ambiant. Stratégiquement, j'avais pris deux grands sacs de croquettes et quatre packs de sachets de nourriture humide pour ne pas avoir à faire de courses avant un mois. J'avais, quand même quatre chats.

J'avais voulu aller à la grande surface voisine pour compléter mes courses, mais j'avais été dissuadée par la file d'attente à l'extérieur. Une vingtaine de personnes était autorisée, au fur et à mesure, à entrer dans le magasin, après avoir été contrôlée par les services de police. Certaines personnes avaient été sorties de la file suite à défaut d'attestation de circulation. Sur le parking, dans ma voiture, j'étais restée observer cette scène hors du commun, pendant un petit moment, abasourdie par la tournure des événements.

J'avais réussi à avoir quelques fruits à la petite surface du coin car, impossible pour ma fille et moi de nous en passer.

Le télétravail était de rigueur sauf si l'activité ne le permettait pas.

Ma sœur et ses collègues qui travaillaient au sein d'une mutuelle, s'étaient, donc, vus remettre un ordinateur par leur encadrement et communiquaient, dès lors, par Whatsapp, en conférence.

Mon frère avait stoppé son activité de VTC et rejoint sa compagne et ses enfants, en Province, à l'instar de beaucoup de concitoyens qui avaient fui la région parisienne. En me rendant à l'hôpital, je les avais vus sur le quai, valises chargées, emmenant enfants, chiens et chats.

Les allées et venues étaient soumises à autorisation et tout individu pouvait être contrôlé, à tout moment, par les services de police. Les sorties étaient, donc principalement, limitées à l'activité professionnelle, aux courses de première nécessité dans les établissements autorisés, aux consultations et soins des patients atteints de pathologies chroniques, aux déplacements liées à la garde des enfants, aux motifs exclusivement répertoriés sur l'autorisation.

En tant que soignante, je faisais partie des catégories professionnelles qui bénéficiaient d'une dérogation.

Le jeudi 26 Mars 2020

Quatorze heures trente. Je profitais, pleinement, de mon repos. Je m'abreuvais de séries et jouais, à merveille, la patate de canapé.

Je n'étais pas sortie depuis Mardi. Ce jour-là, j'avais donné rendez-vous à une aide-soignante, habitant mon patelin, pour lui rendre des sous que je lui devais. Avant ces évènements, nous ne nous connaissions pas. Je l'avais vue à plusieurs reprises sur le quai de la gare, vers Paris. Mais, sans plus.

Le samedi soir de la semaine dernière, nous nous étions retrouvées coincées, parmi d'autres usagers, à Gare de Lyon sans moyens de transport pour rentrer. En effet, suite aux dernières annonces, l'interconnexion Paris-Banlieue prenait fin à vingt et une heures.

J'avais reconnue l'aide-soignante et lui avait proposée de prendre un taxi avec moi. Elle avait payé notre course et nous avions échangé nos numéros pour je puisse la rembourser plus tard. Ce soir-là, nous n'avions pas hésité. Le dédommagement des frais de taxi pour les soignants avait été annoncé par le Président.

Néanmoins, le lendemain, alors que l'aide-soignante avait bénéficié d'un taxi commandé par son cadre de service, j'étais partie plus tôt pour pouvoir attraper le train de vingt heures quarante-six. Je ne pouvais pas me permettre de payer quarante euros, tous les soirs pour rentrer, car il fallait, dans un premier temps, avancer cette somme. Et je n'avais, finalement, pas la certitude d'être remboursée.

Si, dans un premier temps, il était agréable d'avoir des wagons, presque vides, et silencieux, le sentiment d'insécurité avait vite remplacé celui de quiétude.

Pas de patrouilles de police, ni agents de sécurité dans les couloirs ou sur les quais.

Avec une collègue, nous nous étions retrouvées seules, dans une rame de métro.

En descendant, laissant seule ma collègue, je me souviens avoir été entourée, par trois jeunes qui avaient, me semblait-t-il regardé mon portable. Fort heureusement, à mon avis, ce n'était pas un I phone. Je les avais, alors, vus s'éclipser très rapidement.

Le confinement était, réellement, une aubaine pour les pickpockets. Après vingt et une heure, comme dans "Star mania", lorsque les "loubards" chantaient "quand on arrive en ville", vous étiez à leur merci. Et je m'étais jurée de prendre un taxi, le prochain soir.

Je ne voulais pas me mettre en danger : les "loubards" des couloirs de la RATP semblaient beaucoup moins sympathiques que ceux du célèbre spectacle musical.

Le Lundi 30 Mars 2020

Midi trente-quatre. Il faisait très beau, aujourd'hui. Grand soleil. Mais, très froid. Un vent glacial m'avait mordu les joues, alors que j'attendais sur le quai. Celles-ci me brûlaient : le port prolongé du masque, pendant mes services, m'asséchait la peau et le froid achevait d'accentuer la désagréable sensation de tiraillements.

Je montais dans le train pour Paris. J'étais d'après-midi. Comme à l'ordinaire, depuis le début du confinement, la voiture était, pratiquement, vide. Chaque passager avait bien pris soin de respecter la distance de sécurité d'un mètre. Certains portaient des masques.

Pas un bruit, à part le vent tentant de s'engouffrer par une fenêtre à peine entr'ouverte. C'était agréable.

J'avais été obligée de partir une demi-heure plus tôt car suite aux nouvelles dispositions, les compagnies ferroviaires avaient allégé leur trafic. Aussi, ce jour-là, le train de midi trente-quatre avait été supprimé. Soit j'arrivais trop tôt, soit j'arrivais trop tard. Il valait mieux arriver trop tôt.

J'arrivais quarante-cinq minutes avant le début de mon

service. J'enfilais ma tenue d'infirmière et montais, de suite, dans le service.

Charlotte et masque chirurgical en place, j'allais me renseigner sur les conditions de remboursement du taxi. Une de nos collègues de nuit avait, apparemment, testé le dispositif, la veille. Elle serait, là, ce soir.

J'entrais, dans le poste de soins. Une vraie ruche. Des infirmières et aides-soignantes d'autres services étaient venues, en renfort. L'effervescence du moment était significatif de la gravité de la situation.

Après avoir repéré mon binôme aide-soignant de l'après-midi, je prenais les transmissions orales du déroulé de la matinée. L'infirmière, que je ne connaissais pas, ne se plaignait pas, mais je déduisais, à la diversité des soins et examens du matin, que le rythme avait été difficile à soutenir. Certains actes n'avaient pu être effectués le matin et l'équipe de l'après-midi, qui prenait le relais, assurait la continuité des soins, à l'instar de chaque relève.

Quatorze heures quarante-cinq, je quittais le poste de soins, accompagnée de l'aide-soignante du jour qui n'était pas du service. Nous avions cinq patients à charge au lieu des huit à dix patients préconisés. Mais, nous prenions, tout autant de temps à effectuer les soins, si ce n'est plus qu'à l'ordinaire.

Tous sous oxygène, les patients nécessitaient une attention des plus soutenues. Hyperthermie, désaturation, confusion, ventilation non invasive, morphiniques, administration des traitements, arrivée et transfert de patients, désinfection des chambres selon le protocole du moment, sans compter le fait de changer de tenue de protection à chaque chambre… tout s'enchaînait à un rythme infernal. Le temps passait à une vitesse folle.

Lorsque nous levions la tête pour, enfin, souffler, il était déjà, dix-sept heures trente. Nous avions eu plusieurs urgences et changements de prescription, dans l'après-midi.

Alors que nous avions décidé d'aller en pause, les médecins nous stoppaient sur le chemin. Un transfert de patient vers un autre service allait se faire et une antibiothérapie mise en place nécessitait de perfuser un patient. La pause était remise à plus tard. Nous devions effectuer, immédiatement, les deux désinfections de rigueur de la chambre afin d'accueillir, au plus vite, un nouveau patient. Je devais préparer le transfert du dossier, imprimer les ordonnances, veiller à ce que le patient ait une bouteille d'oxygène. L'aide-soignante avait, pendant ce temps, rassemblé les affaires personnelles du patient et réorganisé la chambre pour le futur arrivant. Dix-huit heures cinq, enfin la pause. Le repas serait distribué à dix-huit heures trente. Nous disposions d'une petite vingtaine de minutes.

Le service était toujours sous le joug du confinement et notre salle de pause se trouvait, donc, maintenant, à l'étage supérieur pour éviter toute contamination de la nourriture.

Avant de sortir du service, nous devions ôter notre tenue réglementaire et remettre un masque chirurgical. À peine le temps de boire et de manger un petit morceau et nous retournions au front.

Relevé de glycémie capillaire, surveillance des saturations, celles liées aux morphiniques, administrations des traitements oraux et en intraveineux.

Vingt heures. Rangement et nettoyage du chariot à médicament. Transmissions écrites dans les dossiers patients...

Vingt heures trente, arrivée de la relève de nuit. Je continuais mes transmissions écrites et mettais à jour, la feuille de planification des soins par patients à charge. Les infirmiers et aides-soignants de nuit commençaient à s'organiser : repérage des antibiotiques à faire à vingt-deux heures, préparation des plateaux de bilans sanguins, pointage des transports à commander pour les examens du lendemain matin. Le poste de soins bouillonnait.

Vers vingt et une heures, transmissions orales.

Vingt et une heures vingt-cinq, fin des transmissions.

Cela faisait une demi-heure que le trafic ferroviaire était interrompu.

Avec une autre infirmière du service qui devait, elle aussi prendre un taxi, je demandais à notre collègue de nuit les indications à suivre pour avoir un taxi à tarif préférentiel par l'APHP.

Elle nous apprenait que la course était gratuite, prise en charge par l'Etat. Nous devions nous inscrire sur un site créé suite aux nouvelles dispositions liées au Covid 19. Pour le personnel soignant, livraisons gratuites de courses, garde d'enfants, hébergements, et effectivement, taxis sans avance de frais.

Après être passées aux vestiaires, avoir mis nos tenues au sale, ma collègue et moi nous rendions à la sortie de l'hôpital, en appelant la centrale de taxis. J'en avais eu un, quatre minutes après, ma collègue, sept minutes après.

Mon taxi était à l'heure. Un vrai bonheur. J'étais épuisée.

Mais, à peine montée dans le monospace, le chauffeur m'assaillait de questions sur la crise sanitaire en cours, montrant son inquiétude.

Je continuais, donc, mon travail mais d'une autre manière. Je tentais de le rassurer sur la situation en lui disant qu'il fallait vraiment respecter les mesures mises en place par le gouvernement. Je n'avais pas réellement, envie de parler mais, je conversais, poliment, avec le conducteur. Et c'était avec empressement que je quittais le taxi pour rejoindre l'habitacle silencieux de ma voiture que j'avais laissée, plus tôt, à la gare.

Il était vingt-deux heures trente. J'appréciais le calme de la nuit, les rues désertes et mes muscles commençaient, enfin, à se détendre.

Sur le chemin, je ne croisais aucune voiture, ni même un

piéton.

Mercredi 1 Avril 2020

Repos… Enfin. J'avais des courbatures et j'étais tellement fatiguée que je n'arrivais pas à avoir un sommeil réparateur: je ne cessais de passer en revue ma journée écoulée, aussi bien éveillée qu'endormie.

Impossible de faire la grasse mat', d'une, parce que je n'arrivais pas à me rendormir, de deux, parce que mes chats faisaient un raffut du tonnerre. Néanmoins, je faisais semblant de dormir.

Caca, le petit dernier, poursuivait la Petite qui le provoquait constamment, mais crachait allègrement, dès que le malheureux s'approchait d'elle.

Le Petit jouait avec son plumeau en poussant des miaulements de contentement et la Grande me reniflait le visage, ayant bien compris que j'avais quitté les bras de Morphée, depuis quelques temps.

Résignée, je me levais. Tout ce petit monde, soudainement calme, me suivait de pièce en pièce. Toilettes, salle de bain, cuisine.

Après avoir effectué quelques tâches ménagères, je prenais, tranquillement, mon petit déjeuner, devant un épisode de "Desperate housewives" que j'avais vu plusieurs fois.

Je m'attelais, ensuite, à mon activité préférée du moment : la publication des mémoires de mon lapin "Albator ou la vie à tout prix…". J'y racontais mon deuil et les circonstances de son adoption. J'avais terminé mon récit et je m'occupais des dernières finitions, en l'occurrence la photo de couverture. Elle devait comporter au moins mille cinq cent pixels, et était soumise à certaines dimensions.

Cette entreprise me prenait toute l'après-midi. J'envoyais la photo à mon éditeur, en espérant qu'elle allait être aux normes.

Ma journée de repos était, déjà terminée.

Je pensais, déjà, à mon périple du lendemain. Heureusement, j'étais d'après-midi, ça me laissait le temps de me réveiller en douceur, et de me détendre avant de prendre mon service.

Jeudi 2 Avril 2020

J'étais dans le taxi.

Le conducteur de ce soir n'était pas très loquace, à mon grand bonheur.

Je lui avais ramené deux masques chirurgicaux de mon service suite aux conseils d'un de ses confrères : il m'avait raconté qu'ils étaient réquisitionnés par l'état pour transporter les soignants, pendant la crise sanitaire mais n'étaient pas équipés pour se protéger. Nous étions leur seule clientèle, la capitale étant ville morte, suite au confinement.

À la vue des deux masques que je lui tendais, le conducteur m'avait, chaleureusement, remerciée. Ceux-ci étaient devenus l'Or de la crise sanitaire.

Je profitais du silence et visionnais mes messages reçus.

Ma fille m'avait informée qu'elle s'était coupée les cheveux. Contrairement à la dernière fois où elle avait entrepris de jouer les coiffeurs, j'étais restée calme et me disait que c'était une manière comme une autre, pour elle, de passer le temps.

Le conducteur restait silencieux et je savourais, donc, ce moment. Parfois, je laissais échapper de grands soupirs, comme pour évacuer les tensions de l'après-midi.

Arrivée à la maison, je m'adonnais à mon rituel de chaque soir. Déshabillage dans l'entrée et directement, à la douche.

Avec désarroi, je constatais, rapidement, qu'il n'y avait plus d'eau chaude. De suite, je comprenais que la coupe de cheveux de ma fille était responsable de cette pénurie. Furieuse, j'appelais Loïs.

J'hurlais ma colère: je rentrais d'un service exténuant. J'avais affronté le virus destructeur du moment, sans compter les diarrhées et les vomissements chez des patients qui nécessitaient une surveillance accrue suite à un risque de désaturation aiguë, tout cela en tenue protocolaire. Je méritais, donc, d'avoir une douche chaude et réconfortante. J'étais enragée.

Loïs qui avait, d'ordinaire, le sens de la répartie, ne bronchait pas. Pendant que je continuais à crier mon exaspération, elle s'était saisie, penaude, de casseroles et de marmite pour me faire chauffer de l'eau. Micro-ondes et feux de plaque électrique tournaient à grand régime.

Finalement, je prenais un bain… je n'aimais pas les bains.

En sortant de la salle de bain, j'interdisais, dorénavant, à Loïs de se doucher avant moi. J'étais plutôt raisonnable sur la consommation d'eau. Pas elle.

Ce soir-là, j'avais mangé à minuit. Il était trop tard pour regarder un film, je regardais, donc, une chaîne d'informations : le transfert de patients atteints du coronavirus vers l'Allemagne était évoqué. Les services de réanimation étaient saturés et il était nécessaire de les désengorger pour accueillir de nouveaux patients.

C'était, aussi, le cas dans notre service. Les patients qui allaient mieux, étaient transférés vers des hôpitaux ou des cliniques plus éloignés qu'à l'ordinaire, au grand mécontentement de certaines familles.

Avant de me coucher, je m'étais réconciliée avec Loïs. Les chats avaient, encore une fois, joué leur rôle de fédérateurs : la Grande avait attendu, sagement, que j'aille me coucher pour prendre ma place sur le canapé. Je l'avais trouvée, allongée de tout son long, surprise de me voir revenir, alors qu'elle était, déjà, si bien installée. Elle avait, alors, émis un miaulement de contestation. J'avais, donc, appelée Loïs pour constater le comique de la scène.

Cette nuit-là, j'avais très mal dormi: le bain ne me détendait pas autant que la douche.

Vendredi 3 Avril 2020

Sur le chemin de l'hôpital, en voyant un sans domicile fixe avec ses deux chiens, je réalisais que le confinement plongeait certains individus dans une précarité encore plus grande qu'auparavant. Pour les personnes qui vivaient de mendicité, la situation était vraiment compliquée.

Assise dans le métro, je le voyais inspecter les coussinets des pattes de ses chiens à la recherche d'une éventuelle blessure. Les chiens, dociles, se laissaient faire. Je lui adressais, alors, la parole le félicitant sur le comportement calme et doux de ses chiens. Il souriait.

Je regardais dans mon porte-monnaie s'il me restait des pièces ou un billet de cinq euros. J'avais, juste un billet de dix et un de vingt euros. Je lui donnais celui de dix, en descendant du wagon. Il m'avait remerciée, timidement, son regard s'attardant sur le billet.

Parmi les patients que j'avais eus à charge, j'avais rencontré une femme qui œuvrait pour la protection de l'enfance. Elle m'avait expliqué que cette période de crise sanitaire était catastrophique pour les enfants victimes de maltraitance, en attente de placement ou autres car le traitement de leur dossier était suspendu suite à la crise sanitaire. Je l'avais trouvée d'une grande tristesse. Mais, je la comprenais: le confinement plongeait ces victimes dans une vulnérabilité encore plus grande qu'à l'ordinaire.

Ce jour- là, dans le service, je croisais une des collègues de la contre-équipe. Je trouvais qu'elle avait les traits tirés, les yeux rouges. Elle, qui n'avait pas l'habitude de se plaindre, m'expliquait qu'elle était épuisée, qu'elle avait mal aux yeux. Elle était inquiète, aussi. Une de ses amies, atteinte du coronavirus, commençait à être, grandement, gênée au niveau respiratoire.

Le soir même, dans le vestiaire, une des infirmières de l'après-midi piquait un coup de gueule.
Elle trouvait touchant que la population française soit suspendue aux fenêtres, tous les soirs, à vingt heures pour acclamer les soignants, mais considérait que d'habitude, "on se foutait bien de nous". Elle ajoutait qu'ils criaient leur souffrance depuis bien longtemps et que personne n'y prêtait attention. Elle pensait qu'une fois que la crise serait terminée, la France continuerait "à nous ignorer" …
Je la laissais évacuer la tension qu'elle avait accumulée depuis plusieurs jours et espérait, fortement, qu'elle avait tort.

Dimanche 5 Avril 2020

Un problème se posait à moi, depuis quelques jours. Je commençais à avoir une masse de cheveux indisciplinée et dense, moi, qui avait pour habitude d'aller chez le coiffeur, tous les mois.

Les salons de coiffure étaient fermés et internet fleurissait de vidéos et de témoignages sur "comment couper ses cheveux", en cette période de confinement. J'avais pris une décision ferme et sans retour : Loïs me couperait les cheveux. J'avais acheté six mois, auparavant, une tondeuse car je voulais, alors, voir si je pouvais alléger le budget "beauté". Loïs m'avait donc coiffée et s'était plutôt bien débrouillée. Par la suite, j'avais, malgré cela, préféré retourner chez la coiffeuse.

Mais je n'avais pas le choix, en ce moment. Je m'étais, tout d'abord, installée au milieu du salon, face à la télé pour continuer à regarder mon film. Une serviette autour des épaules, je me laissais, dans un premier temps, faire. Mais les minutes avançant, j'angoissais de ne pas voir ma transformation.

En arrivant dans la salle de bain, j'avais vu, de suite, mon reflet dans le miroir. Je ressemblais à Megamind ! ! ! Je décidais de reprendre en main les opérations.

Ainsi, je demandais à Loïs de bien rafraîchir ma tignasse sur les côtés, en délimitant les parties à raccourcir. Puis, sous mon regard inquisiteur et après avoir écouté mes directives, Loïs m'avait enlevé au moins cinq centimètres entre les deux parties déjà ratiboisées.

J'étais, finalement, soulagée de constater que le résultat était, assez réussi, si ce n'est que j'avais un côté un peu plus court que l'autre et qu'une pelade, bien camouflée en temps ordinaire, était là, complètement apparente. Mais, cela ne se voyait pas trop. Et puis, à l'extérieur de la maison, je portais soit une casquette lorsque je prenais le taxi, soit une charlotte, dans mon service. Et surtout, je n'avais pas le choix, étant donné que je ne supportais pas d'avoir les cheveux longs.

Lundi 6 Avril 2020

C'était l'anniversaire de ma sœur. Nous ne pourrions pas le fêter, en famille, mais à minuit, j'étais la première à lui souhaiter sur WhatsApp. Malgré le télétravail et le confinement, elle avait tenu à prendre sa journée, comme d'habitude.

Et en y réfléchissant bien, tout ceci ne devait pas la déranger : elle n'aimait pas les embrassades et les effusions de joie.

Le matin, à cinq heures cinquante, en bas de chez moi, j'étais montée dans le taxi que j'avais commandé la veille. J'avais vécu un supplice, jusqu'à l'hôpital…

Le conducteur m'avait assommée de flatulences lourdes et nauséabondes. Et, confinée à l'arrière du véhicule, je ne pouvais fuir. Entrouvrir la fenêtre, pour renouveler l'air de l'habitacle, avait été ma seule alternative, mon unique échappatoire…

J'aurais, alors, préféré dix mille fois être en confinement, à la maison.

À quatorze heures, à la fin de notre service, mes collègues et moi prenions la pose pour la marque La Roche Posay qui nous avaient livrés des crèmes pour nos mains desséchées par les multiples lavages et frictions hydro-alcooliques. Puis, nous étions montés en salle de pause pour prendre notre repas.

Déjà attablés, des collègues d'autres services nous accueillaient avec enthousiasme.

C'était devenu notre moment de détente quotidien autour de plats livrés par les restaurants du coin et surtout le grand chef Alain Ducasse. Après une matinée harassante, sans pause, c'était un plaisir de se retrouver. D'abord silencieux, car chacun avait besoin d'un certain temps pour digérer son périple du matin, les conversations allaient, ensuite, bon train. La nourriture était excellente, les desserts à se damner, et nous évoquions, déjà, avec grand regret et beaucoup d'humour, le moment de la fin de la crise sanitaire où nous retrouverions les repas insipides de notre cantine hospitalière. Cela nous faisait du bien d'être considérés pour notre travail et les dons faits, au jour le jour, nous réchauffaient le cœur.

Les grandes maisons de chocolats nous avaient, généreusement, souhaités la Pâque et ma fille avait profité des ballotins de Jeff de Bruges et de Révillon.

Nous recevions, régulièrement, des présents de la part de fleuristes bienveillants.

Et cette semaine, mon salon s'était enrichi d'une plante et de tulipes que je ne me lassais pas d'admirer, les rares fois où j'étais à la maison.

Le repas terminé, une sieste aurait été bienvenue, nos corps étaient lourds et toujours fatigués.

Néanmoins, nous regagnions les vestiaires, sous le coup d'une motivation commune.

À quinze heures trente, je décidais de rentrer en train. J'avais des scrupules à utiliser les taxis pris en charge par le gouvernement. Mais, en arrivant à la gare de ma ville, je regrettais mon choix : il y avait un bus, toutes les heures et je venais de le louper… Exténuée et ayant déjà épuisé mon capital calories du repas de midi, j'avais fait le chemin à pied, jusqu'à chez moi, en traînant ma vieille carcasse, à grand peine.

Au lieu de la demi-heure habituelle, j'avais mis pratiquement une heure, pour rentrer. La route m'avait paru interminable.

Arrivée à la maison, à dix-sept heures trente, j'étais exténuée. Douche, repas. À vingt heures, j'étais au lit. C'est ma fille qui avait éteint ma lampe de chevet.

Mercredi 8 Avril 2020

J'avais laissé ma voiture à la gare et pris les transports en commun, ce matin-là. Mais, j'allais vite déchanter.

Au regard de la densité de l'affluence, la distance de sécurité d'un mètre entre les usagers était devenue difficile à respecter. Beaucoup agissaient de manière paradoxale. Pour exemple, une jeune fille, bouche et nez recouverts d'un masque, s'était collée à moi, sans scrupule, pour pouvoir frauder. À quoi lui servait d'être protégée, si elle venait se frotter à moi ? Qui pouvait lui garantir le fait que je ne sois pas contagieuse ?

J'étais un peu en colère de voir l'inconscience de certaines personnes.

Un peu plus loin, j'étais témoin de l'insécurité qui régnait, de plus en plus, dans les transports en communs: une bande de jeunes délinquants avaient entouré un homme, le piégeant dans le recoin d'une voiture, à l'égard des autres voyageurs. Qu'allait-t-il advenir de lui ?

L'insécurité était double: d'un côté, le coronavirus, de l'autre, la délinquance occasionnée par une moindre fréquentation des transports.

Toujours était-il que j'arrivais aux vestiaires, remontée comme une pile.

Vendredi 10 Avril 2020

Treize heures vingt-trois. Enfin un vrai jour de confinement !

Je m'étais endormie, hier soir, aux environs de vingt-deux heures quinze. Mon chat, le Petit, m'avait réveillée à cinq heures et quart. Une nuit de rêve pour moi, avec un vrai sommeil réparateur. Mais j'étais épuisée, donc, forcément, mon corps devait récupérer. Je restais, donc, paresser au lit.

Après avoir fait des petits achats sur Vente Privée (deux baggys et un t-shirt), je m'étais assoupie jusqu'à dix heures et quart, heure à laquelle la Grande était venue me léchouiller les doigts. J'avais encore sommeil, mais je voulais profiter de mon unique journée de confinement.

Douche, un brin de ménage, petit déjeuner.

Je m'étais installée dans mon canapé usé pour visionner les épisodes manqués de mes séries préférées, en replay. Il était onze heures.

Soudain, j'avais entendu la perceuse du voisin du jardin d'à côté. Un peu agacée, j'avais augmenté le son de la télé, poussé la porte du balcon, jusqu'alors grande ouverte car il faisait chaud et très beau. Heureusement, mon appartement était exposé sud-est et captait très bien la lumière.

À la fin de l'épisode, j'écoutais le silence dans la pièce: mon voisin avait fini ses travaux, laissant place au chant harmonieux des oiseaux et au bruissement des feuilles dans les arbres. Je décidais de profiter du soleil généreux sur mon balcon. Histoire de protéger ma peau, je décidais d'installer un parasol. Je fermais les yeux, allongée sur mon transat.

La Grande s'était allongée de tout son long, à l'ombre, sur la petite table ronde de jardin. J'avais la chance d'avoir un appartement qui donnait sur une cour intérieure et les jardins des pavillons aux alentours, ce qui rendait les bruits de la ville plus sourds et moins audibles. Pas de vis-à-vis et le ciel, quel qu'en était la couleur, au dessus de ma tête et à perte de vue. J'étais au deuxième étage d'une résidence de deux étages. Et j'avais l'impression d'être à la campagne.

J'étais sur le point de me détendre, lorsqu'un de mes voisins décidait de donner un air mélancolique à ma journée, en passant du fado. Un autre prit le relais en mettant une chanson de Bourvil "La tendresse", plusieurs fois de suite. Il mettait tout le monde d'accord.

J'assistais, alors, à une sorte de ronde musicale entre voisins. Au début sceptique, j'étais, maintenant, sous le charme.

Alors que le bruit des insectes volants et le chant des oiseaux avaient repris leur place, j'entendais des voix enfantines, en contrebas. Tout ceci avait, alors, de faux airs du "château de ma mère" de Pagnol. Un vrai délice pour moi. Cela me changeait des bip des ventilations, des oxymètres, de l'effervescence permanente dans le service. Mon être tout entier appréciait ce moment. Ma fille n'était toujours pas sortie de son lit et la maison était calme, silencieuse. Dans les jardins avoisinants, aussi. C'était sûrement l'heure de la sieste.

Il était quatorze heures trente. Je tentais de goûter, également, au plaisir de la sieste, mais l'idée d'avoir à appeler un taxi pour cinq heures quarante cinq le lendemain matin, m'enleva toute envie de paresser.

Je décidais de prendre un café que je trouvais, alors, savoureux et le meilleur du monde !

Je m'étais, de nouveau, avachie sur mon vieux canapé pour regarder "Divergente" pour la énième fois. Cette héroïne qui décidait de tout quitter et constamment dans le dépassement de soi, me plaisait, vraiment. Peut-être m'aiderait-elle à trouver le sommeil pendant quelques minutes…

Je n'avais pas dormi.

J'avais suivi les aventures de "Tris" et de "Quatre", comme si c'était une nouveauté, mon esprit étant avide de rebondissements et sachant qu'il ne serait pas déçu par les deux héros.

Samedi 11 Avril 2020

Bon anniversaire, maman ! À distance et sur WhatsApp puisque mes parents étaient à la Réunion, depuis que l'heure de leur retraite avait sonné.

Cinq heures cinquante : je montais dans le break noir. C'était une "femme-taxi".

Pour se protéger du virus, elle avait confectionné une mini muraille de cellophane entre elle et la banquette arrière.

J'annonçais que j'allais continuer à me reposer pendant le trajet, mais j'avais affaire à une bavarde. Je m'étais, donc, résignée à ne pas pouvoir profiter de ce temps pour continuer à me détendre.

Elle m'avait fait le récit de ses problèmes du moment, allant de sa difficulté à trouver un mode de garde pour ses enfants au montant croissant de ses dettes, soit quatre mille cinq-cents, à ce jour.

La conductrice déversait des flots de paroles. J'apprenais, entre autres, qu'elle attendait les subventions que le Président de la République leur avait promis puisqu'ils avaient été réquisitionnés pour le transport des soignants.

J'arrivais à bon port. La conductrice me souhaitait "bon courage" et me remerciait pour tout ce que je faisais en tant que soignante.

De même, je l'encourageais pour l'avenir.

Lundi 13 Avril 2020

En allant prendre mon taxi à quinze heures trente, un duo de journaliste m'avait interviewée." Quelles étaient mes attentes concernant le prochain discours du Président ? "

J'avais évoqué l'importance du confinement, la pénurie de matériels, les conditions de travail et les salaires des soignants.

J'espérais que tout ceci ne serait pas coupé au montage, mais le duo me répondit qu'il n'avait aucune certitude sur ce point, dans la mesure où la rédaction était décisionnaire.

Je grimpais, ensuite, en vitesse, dans mon taxi qui m'attendait depuis deux minutes.

À vingt heures, le Président nous annonçait que le confinement était reconduit jusqu'au onze mai. À cette date, les personnes fragiles devraient rester à domicile et certains secteurs professionnels pourraient reprendre leur activité.

À la fin du discours, j'étais sceptique.

J'avais remarqué que la circulation sur les routes, aussi bien le matin que l'après-midi, était de plus en plus dense.

Il faisait, aussi, relativement beau et chaud et le confinement était devenu insoutenable pour certains. Ainsi, les rues avaient des airs de vacances, de plus en plus de personnes oubliant le côté impitoyable du virus. Sa progression avait été ralentie avec la mise en place du confinement. Mais, je craignais que le déconfinement fasse de nouvelles victimes…

Mardi 14 Avril 2020

Rentrée à seize heures, j'étais déjà douchée à seize heures trente.

J'étais de repos jusqu'à Vendredi et je voulais, vraiment, en profiter. J'avais réussi à poser une journée supplémentaire de repos. La direction était revenue sur les directives concernant la restriction de congés pendant la période de crise sanitaire.

Je visionnais mes messages.

Sur notre groupe professionnel WhatsApp, la cadre de service nous présentait P., un robot dédié à la télé-visite pour les patients atteints du Covid 19. Une formation serait dispensée dans les prochains jours.

Depuis le début de la crise sanitaire, plusieurs appareils destinés à nous faciliter la prise en charge des patients contaminés avaient fait leur apparition dans le service, à titre expérimental.

Ainsi, chaque chambre avait été équipée d'une caméra reliée à un écran qui se trouvait dans le poste de soin, nous permettant de voir chaque patient, en limitant les contacts. Nous pouvions mesurer la fréquence respiratoire, le degré d'agitation, de confusion d'un patient mais, aussi repérer les détresses respiratoires, les convulsions ou autres manifestations cliniques sans nous exposer au virus et ce, depuis le poste de soin.

Autre nouvelle avancée : un saturomètre à distance. Dans le cadre des complications respiratoires liées au virus, il était nécessaire de surveiller la saturation, témoin de la teneur en oxygène dans le sang. Le saturomètre à distance donnait la possibilité de surveiller, de manière constante, la saturation via un écran se trouvant à l'extérieur de la chambre et relié à un capteur placé sur un des doigts du patient, à l'intérieur. Malheureusement, l'appareil n'était pas encore assez précis et affichait, parfois, des données erronées.

Le dernier venu en terme de technologie était, donc, P.

Une collègue avait filmé son premier contact avec le robot. Dédié à la télé-visite, il pouvait aussi répondre aux questions, discuter et faire des blagues. Il avait des airs d' "Astro, le petit robot" et je lui trouvais un côté attendrissant.

Cependant, malgré les avancées technologiques, certaines tâches continueraient longtemps à nous incomber. Perfuser, évaluer la douleur, l'état cutané, l'aide à la toilette, au repas, rassurer… tout ceci relevait de la compétence humaine.

Je montrais la photo du petit robot à ma fille. Elle avait pris un air méfiant en me disant qu'elle n'aimait pas les robots, depuis qu'elle avait vu "I-robot".

Cela dit, j'en aurais bien voulu un pour le ménage à la maison : étant donné que j'avais principalement fait des matins, ces derniers temps, j'étais trop épuisée en rentrant pour faire le ménage. Loïs se chargeait déjà de passer l'aspirateur, de se faire à manger, de s'occuper du linge sale, je ne pouvais pas lui en demander plus. En plus, elle faisait, aussi, office de pet-sitter.

L'évier de la cuisine débordait de vaisselle. Je savais déjà que ma première matinée de repos consisterait à nettoyer le coin cuisine.

Mais, pour le moment, l'heure était à la détente. De dix-sept à dix-neuf heures trente, j'étais tombée de fatigue et j'avais dormi profondément.

À vingt heures quarante-cinq, j'avais regardais un bon film d'action :"Cow-boys et envahisseurs".

Je continuais, ensuite, avec une comédie romantique.

À une heure trente, je dormais à poings fermés.

Mercredi 15 Avril 2020

Levée à sept heures, je m'attelais au nettoyage du coin cuisine.

Je mettais, quasiment, une heure pour venir à bout de la vaisselle.

Petit coup de balai: il était trop tôt pour passer l'aspirateur.

Je me préparais un bon petit café, mon plaisir, lorsque je ne travaillais pas, accompagné de petites biscottes au beurre, tout cela, devant un film romantique sans consistance qui me permettait de m'adonner à mon passe-temps préféré: l'écriture. De temps en temps, je m'installais sur le transat, pour profiter du soleil et me ressourcer en vitamine D.

Les jardins environnants étaient calmes. Pas de duel de chansons. Pas de cris d'enfants. Je me posais, alors, certaines questions sur le respect du confinement : mes voisins ne semblaient pas être chez eux...

Je passais le reste de la journée à paresser, entre grignotage et programmes télévisés.

J'avais une envie irrémédiable de fruits, mais il n'en restait plus un seul, depuis quelques jours. Nous nous rabattions, donc, sur des crèmes desserts et des yaourts.

Cependant, peu de temps avant d'aller me coucher, je décidais de renflouer nos réserves de fruits et légumes, le lendemain.

Depuis le début du confinement, je m'étais déplacée deux fois pour faire les courses. C'était une corvée pour moi et à chaque fois, je n'avais pas osé user de mon droit de soignant pour éviter de faire la queue.

Sur internet, je cherchais la liste des enseignes qui avaient mis en place un accès prioritaire aux soignants. J'avais vu les files d'attente devant les magasins et je tenais à garder mes forces pour le boulot.

Je n'avais pas trouvé d'information précise sur le dispositif. Je verrais sur place. Je commençais à remplir mon attestation de déplacement pour le lendemain. Il ne me resterait plus qu'à compléter la date et l'heure.

Jeudi 16 Avril 2020

Sept heures trente, je faisais un brin de ménage. Je préparais mon petit déjeuner et m'installais devant la télé.

Prise d'une flemme phénoménale, j'avais abandonné l'idée d'aller faire des courses. Je profitais, pleinement, de mon repos.

Il faisait beau, chaud. C'était agréable.

Samedi 18 Avril 2020

Nous avions deux détenus, provenant de Fresnes, dans le service. L'un était charmant, d'abord facile, l'autre taciturne, à la mine patibulaire...

Pour nous, soignants, même si d'ordinaire, ils étaient pris en charge par une cellule particulière, c'étaient des patients comme les autres et aucune différence dans la prise en charge ne devait être faite. Mise à part la présence de deux policiers devant leur chambre, rien ne changeait pour nous.

Surveillance du pouls, de la tension, de la température, de la saturation, administration des traitements... L' approche était la même. Cependant, pour le Charmant, je sentais bien qu'il était appréciable d'être en chambre seule, au calme, avec télévision et repas en chambre. En y réfléchissant bien, le confinement était leur quotidien et à l'hôpital, là où d'autres se sentaient prisonniers, eux retrouvaient un goût de liberté.

En tout cas, si j'avais pu choisir entre la patiente âgée qui était arrivée la veille, et les détenus, j'aurais sans hésiter, opté pour les deux hommes.

La patiente de quatre-vingt quatre ans usait de sa sonnette telle une accro du zapping et rien n'allait pour elle.

J'avais décidé de terminer mon tour avec elle, car je savais qu'elle me prenait énormément de temps.

L'aide-soignante et moi-même avions passé une heure dans sa chambre. Elle venait d'un autre établissement et était arrivée avec une énorme mycose vulvaire et un début d'escarre. En deux jours, grâce aux changes réguliers, à l'application d'un antifongique et à un pansement protecteur, la peau rouge, à vif et suintante avait laissé place à un épiderme rosé et sain.

Mais, les soins apportés ne semblaient pas suffire à la patiente. À peine étions nous sorties de sa chambre qu' elle rappelait : son oreiller était mal installé, son dos la grattait, son œil aussi, elle avait fait pipi, elle avait soif, envie de cracher, de vomir. Tout ceci n'aurait pas été épuisant si la patiente était seule demandeuse. Je pouvais comprendre sa solitude et le besoin de présence. Mais nos soins en chambre étaient ponctués d'appels incessants de ses deux filles, sur son portable. Lorsqu'il nous était impossible de répondre en chambre, elles appelaient le poste de soins, demandant à être rappelées par les médecins.

À ceux qui lisent, l'hôpital est un lieu de repos et de rémission et pour que les soignants ainsi que l'hospitalisation soient efficaces, les familles doivent éviter de submerger d'appels les services ou portables des patients.

Depuis le début de la crise, les médecins appelaient une fois par jour, la personne à prévenir, notée dans le dossier patient, pour l'informer de l'évolution de l'état du malade.

À cette personne de s'organiser pour dispatcher l'info au sein de la famille, peu nous importait les tensions ou autres, là n'était pas notre priorité.

J'avais compté dix coups de sonnettes en dix minutes, ce qui me donnait vraiment l'impression d'être une domestique, et tout autant d'appels sur le portable de la patiente, pour le même temps. Éreintant.

Sans compter que c'était un cercle vicieux : la patiente épuisée se réveillait à chaque sonnerie de téléphone et, par la suite, recommençait à nous appeler.

Un peu agacés, les médecins les avaient recontactées.

Bien heureusement pour nous, les familles étaient, souvent, formidables et aidantes.

En rentrant, ma fille m'avait annoncé qu'un concert de David Guetta serait retransmis dans le monde entier à minuit. Je prenais, donc, ma douche, mangeait tranquillement, en attendant l'heure. Au début de la diffusion, je gesticulais, gentiment, assise sur le canapé, ma fille dansant, à travers le salon, avec les chats. L'heure avançant, ma fille avait pris ma place et c'était moi qui sautait avec frénésie sous le regard incrédule de la brigade féline. C'était libérateur.

Je m'étais couchée à deux heures du matin et espérais que je n'accuserais pas le coup, le lendemain.

Lundi 20 Avril 2020

Jour de confinement, de repos pour moi.

J'étais morose. Je repassais ma journée d'hier, sans cesse, dans ma tête et je n'en étais pas satisfaite. La petite mamie dont j'avais parlée samedi, avait ébranlé tout mon univers de soignante dévouée et investie.

Les malades continuaient à arriver, nous étions mieux organisés et nous avions l'impression que la charge de travail était moins lourde. Par conséquent, je commençais à me détendre, mais j'ai eu la fâcheuse surprise de constater que, finalement, j'avais le contre coup de cette ébullition, de cette effervescence que la crise sanitaire avait occasionnées.

Je m'étais, donc, retrouvée exténuée au début même de mon service. Peut-être était-ce les effets du concert ? Peut-être arrivais-je au bout du bout de mes limites ?

En tout cas, mon dimanche travaillé m'était apparu comme presqu'insurmontable. J'avais dû puiser dans mes réserves pour prendre sur moi et ne pas m'effondrer et même pire, ne pas tomber dans la maltraitance.

Hier, comme à l'accoutumée, la petite mamie avait joué de sa sonnette, comme personne. Sauf qu'hier, j'étais épuisée.

Elle m'avait poussée dans mes retranchements, me parlant de manière irrespectueuse et sollicitant notre présence dès lors que nous tentions de sortir de la chambre. J'avais passé une heure à prendre soin d'elle, avec l'aide-soignante. Change, effleurage des points d'appui pour éviter les escarres, réinstallation dans son lit, avec un oreiller, puis deux, puis un, puis de nouveau deux, hydratation à la paille, mise en place de la ventilation pour améliorer sa fréquence respiratoire. À peine sortie, j'apercevais, déjà, le voyant rouge de sa chambre clignoter. Je passais, juste la tête. J'avais les nerfs en pelote : elle avait le masque sur le haut du front en guise de serre-tête et risquait, donc, de désaturer. J'entrais, de nouveau, dans la chambre. Elle était descendue à quatre-vingt huit pour cent de saturation. Elle m'expliquait qu'elle voulait se gratter le nez.

Je lui remettais, de suite, le masque. Elle remontait à quatre-vingt quinze pour cent. Je quittais la chambre. J'avais mis un pied dans le couloir, qu'elle m'appelait, déjà. La moitié du corps à l'extérieur, l'autre à l'intérieur, je lui demandais ce qui n'allait pas. Le masque sur le front, elle m'expliquait qu'elle avait soif. Je lui donnais à boire à la paille. Je remettais en place la ventilation. Cette fois, elle n'avait pas attendue que je sorte. Elle se plaignait de rougeurs au bras gauche. J'inspectais la peau : rien. De nouveau, ventilation. Je sortais. Le temps d'aller au poste de soin, le témoin d'appel des patients affichait le numéro de sa chambre. Je vérifiais sur l'écran permettant de surveiller les patients. Serre-tête en place, elle s'agitait dans le lit !

En chambre, je constatais une dermabrasion sur son bras, à l'endroit de l'ancienne rougeur fantôme : jetant un coup d'œil rapide sur ses ongles, j'avais compris qu'elle avait tenté de se gratter jusqu'au sang.

J'abrégeais la séance de ventilation, étant donné son manque de compliance et replaçais les lunettes à oxygène.

Je sortais.

J'étais à bout. Suite à mes allées et venues, en tenue protocolaire, je suais à grande eau. Et, maintenant, je sentais ma patience se réduire comme une peau de chagrin. J'allais voir le médecin pour lui demander d'intervenir de quelque manière que ce soit. Elle m'expliquait que la patiente avait des troubles cognitifs assez prononcés et qu'elle ne pouvait rien faire. Néanmoins, elle s'était rapprochée de moi, me confiant qu'elle avait vu que j'étais épuisée. Elle m'avait conseillée de sortir du service, histoire de m'aérer l'esprit et de souffler.

Cinq minutes après, moi qui ne prenait jamais de pause, j'étais sur un banc, en bas du bâtiment, à prendre le frais. Je me jurais, pour les prochains jours, de ne pas attendre d'être à bout pour prendre une pause.

Je me rendais, alors, compte comme il était facile, malgré soi, de basculer dans la maltraitance, sans avoir même la volonté de nuire : j'avais été tentée, à plusieurs reprises, de ne pas répondre aux appels de la patiente. Mais, à chaque fois, je pensais à mes parents. J'aurais aimé qu'on prenne soin d'eux, si la sénilité devait les gagner…

J'avais eu le cafard, toute la matinée. Je sortais, donc, l'artillerie lourde : Stevie Wonder, Marvin Gaye, Barry White,

Bob Marley et UB 40. Toute l'après-midi, j'avais abreuvé mes oreilles, mais aussi celles de mes voisins, de cette musique qui prônait l'amour. Elle se mariait, à merveille, avec le soleil, la chaleur et les jardins environnants.

En fin de journée, j'allais beaucoup mieux et je me disais que le médecin avait, vraiment, "assuré".

Sur mon transat, "Kingston town" en musique de fond, je regardais voler les mouches, les guêpes, les libellules, les oiseaux sous ce ciel plus bleu qu'à l'ordinaire.

La crise sanitaire avait été une aubaine pour la nature.

Amoureuse des animaux, je m'étais réjouie de réentendre le chant des oiseaux, de voir un furet se balader sur le quai, en attendant mon train. J'avais eu la larme à l'œil, lorsque j'avais vu les images exceptionnelles de deux rorquals aperçus dans le Parc des Calanques.

Si seulement, l'Homme pouvait apprendre de ses erreurs.

Mardi 21 Avril 2020

Deuxième jour de confinement… de repos.

Calme, pas de musique. J'appréciais le temps qui passait, le temps qu'il faisait, et je détestais que le temps de penser à demain fût , déjà, arrivé.

Mercredi 22 Avril 2020

J'arrivais, dans le service, avec des brûlures d'estomac et une fatigue soudaine qui s'étaient réveillées, à peine entrée dans le taxi. En sortant de l'ascenseur, j'avais entendu la voix de ma cadre qui m'appelait. Je me retournais. Mais contrairement à d'habitude, je manquais d'entrain. Elle l'avait remarqué de suite. Je répondais à son bonjour sur un ton morose et fébrile. J'avais sentie sa surprise et même son inquiétude. Dans l'après-midi même, elle était apparue, tel un lutin, m'ordonnant presque de prendre ma journée du lendemain. Je ne me faisais pas prier. Je prévenais les deux infirmières qui s'occupaient du planning.

Vers dix-sept heures, un des médecins du service était venue me voir. Ils avaient créé un site sur Instagram, reflet du quotidien des soignants depuis l'arrivée du COVID dans le service…

Le médecin m'avait demandée si je voulais être son portrait du jour. Au début, hésitante, je m'étais laissée convaincre en voyant les images de l'équipe sur le site. Elle m'avait filmée, en train d'enfiler nos nouvelles tenues dignes de combinaisons aérospatiales. Je devais lui envoyer un SMS de présentation pour illustrer mon portrait.

"Je suis infirmière dans le service depuis fin Décembre 2019.
Depuis le début de la crise sanitaire, ce qui a un impact énorme sur mon quotidien professionnel, c'est le port de la tenue protocolaire, dans son ensemble. Le masque m'empêche

de respirer comme il faut, alors que je suis toujours en mouvement. J'ai, aussi, énormément chaud, avec la sur-blouse. Et comme c'est compliqué de prendre des pauses, je ne m'hydrate pas comme il faudrait. Du coup, j'ai des migraines, des insomnies, les reins douloureux et par conséquent, je suis épuisée.

Mais, heureusement, l'équipe est solidaire et c'est ce qui aide à tenir bon."

Jeudi 23 Avril 2020

J'étais en colère. En visionnant le site, grâce au compte Instagram de ma fille, je constatais que mes propos n'avaient pas été retranscrits en totalité. Ils avaient été rognés.

Je sentais une volonté d'édulcorer la situation. Les maux dont je souffrais, n'apparaissaient pas et finalement, tout était dénaturé.

J'avais, déjà, entendu la déception de mes collègues infirmières quant au respect de leurs témoignages. Et maintenant, je comprenais.

En fait, les maux des infirmières étaient minimisés. Nous crevions à petit feu sous nos tenues plastifiées et notre mal-être était ignoré. Et maintenant, je le sentais : une fois, la crise passée, nous tomberions aux oubliettes.

J'avais, à peine, quelques mois d'ancienneté dans le service et j'en étais déjà là.

J'avais peur de broyer du noir pour la suite.

Vendredi 24 Avril 2020

Repos et premier jour de Ramadan. Pas de rassemblement à la Mosquée.

Cette période de recueillement communautaire serait différente. Ce serait chacun chez soi.

Épuisée, j'étais sortie de mon lit, à dix heures. Vaisselle, nettoyage du coin cuisine, serpillière, nettoyage des rambardes du balcon : j'étais en pleine psychanalyse de la ménagère. Je continuais de broyer du noir, mais récurer me permettait d'évacuer toute cette tension. Alors, j'avais briqué ma petite terrasse, avec une énergie significative.

À quatorze heures, sous le joug du jeûne, je m'écroulais sur mon canapé. J'étais calme, complètement déchargée de ma colère. J'envisageais cette période de purification, avec sérénité. Il y aurait, évidemment, des jours travaillés où le ramadan ne me serait pas possible dans la mesure où le but n'était pas de m'accabler, mais j'étais prête.

Le rituel musulman se terminerait vers le vingt-quatre mai, une dizaine de jours après la fin du confinement. Serait-il, alors, raisonnable de se rassembler pour fêter cet événement ?...

Lorsque je regardais les actualités, je sentais que le

déconfinement du onze mai représentait pour tous une angoisse, une peur d'aller vers une recontamination. Ainsi, se posait la question de la distance de sécurité d'un mètre dans les transports, au regard de l'augmentation de l'affluence; dans les crèches, vu l'âge des enfants et les soins à apporter par les auxiliaires de puériculture; dans les écoles, collèges et lycées, avec des classes de, parfois, plus de trente élèves.

Le port du masque allait, sûrement, devenir obligatoire, des sanctions étant envisagées pour les réfractaires. L'alternative aux masques en tissu était apparue inévitable.

Dans un même temps, des chercheurs du monde entier travaillaient, à l'unisson, à l'élaboration d'un vaccin. Mais, quand, réellement allait-on être libéré de cette pandémie ?

J'appréhendais ce retour à la vie ordinaire craignant une deuxième vague de patients touchés par le COVID.

Étant donné mon exposition quotidienne au virus, je n'envisageais pas de renvoyer Loïs en cours. Je craignais une stigmatisation des enfants de soignants et ma fille, elle-même, ne se sentait pas à l'aise face à la reprise.

Comme à chaque début de siècle, nous avions dû faire face à une crise sanitaire. Après la peste, le choléra, était venu le COVID 19.

Alors que nous étions, pour certains, bien au chaud dans nos petites vies, ce virus avait ébranlé nos certitudes. Riches, pauvres, grands, petits, il avait sévi sans faire de différence, mettant à jour notre vulnérabilité.

Il y aurait un avant et un après COVID, mais où en étions-nous réellement ? Les scientifiques envisageaient, bien un vaccin… Mais, pas avant deux mille vingt et un.

Samedi 25 Avril 2020

En rentrant à quinze heures trente, j'avais filé, directement à la douche et ensuite au lit. J'avais, aussi, prévenu Loïs qu'elle devait me réveiller à dix-neuf heures trente.

J'étais épuisée, non pas de ma matinée, mais de l'accumulation de toutes ces journées et mon corps commençait à dire "Stop !". J'avais dormi deux heures, moi qui n'était pas coutumière des siestes. En pensant qu'il me restait trois jours à faire, je m'étais, de nouveau, assoupie. Loïs, en bon soldat, avait pointé son minois, à l'heure dite.

Vingt et une heure, rupture du jeûne.

À minuit, j'étais dans les bras de Morphée.

VII

Heureux qui comme Ulysse…

Dimanche 26 Avril 2020

Comme hier, après la douche, je m'étais glissée dans mon lit. Je visionnais mes messages.

Une de mes anciennes collègues, avec qui j'étais restée en contact, me proposait un lapin à l'adoption.

Après la mort d'Albator, je m'étais jurée de ne pas reprendre de petit compagnon à grandes oreilles, sauf s'il venait à moi. C'était chose faite.

Sur la vidéo qui m'avait été envoyée, Loïs et moi découvrions une adorable boule de poils, écaille de tortue, qui gambadait gaiement. Semi-angora, il avait une crinière de lion entre les deux oreilles.

J'avais demandé à ma fille la permission d'accueillir un nouveau congénère, à la maison. Je m'étais attendue à un refus, mais elle acceptait avec grand enthousiasme. Elle m'avouait, alors, que le récit des aventures d'Albator lui avait donné envie d'avoir un lapin.

Aussitôt, je proposais le sobriquet de COVID pour nom d'adoption. Ma fille m'avait jetée un regard noir.

Achille ?... Loïs décidait qu'il fallait attendre de le connaître pour le baptiser.

J'envoyais un message à mon ancienne collègue. À la levée du confinement, il ferait partie de notre famille.

Peanuts ?... Je répondais à ma fille, qu'il devait avoir un nom de héros, à l'instar de tous nos compagnons...à part, Caca !

Bercée par la farandole de prénoms que nous pourrions lui donner, je m'étais, ensuite, endormie jusqu'à la rupture du jeûne.

Lundi 27 Avril 2020

En rentrant, à vingt-deux heures trente, j'accusais le coup. J'avais le cœur arraché.

J'étais tombée sur le cas le plus marquant, pour moi, de cette crise sanitaire.

En début d'après-midi, j'avais appris qu'un de nos patients allaient avoir de la visite pour son anniversaire. Je m'étais, d'abord, insurgée devant cette autorisation des médecins, le risque de contamination étant élevé pour les visiteurs.

Alors que je continuais à pester, en mon for intérieur, une des collègues était venue m'expliquer, qu'à ses vingt-quatre printemps, le patient allait avoir des dialyses à vie : le virus lui avait "flingué" les reins.

Je me sentais si ridicule.

Ma collègue proposait d'aller pousser la chansonnette, en chambre pour son anniversaire. Penaude, j'acceptais.

À plusieurs soignants, nous étions entrés.

Un grand gaillard à la peau brune et lisse se trouvait devant nous. Athlétique, Il avait des allures de basketteur. Ému, il nous avait, timidement, remerciés.

Camouflée derrière mes lunettes de protection, mon masque et ma charlotte, personne n'avait vu la larme que j'avais laissée échapper, malgré moi, alors que je chantais.

À ce moment précis, ma distance professionnelle avait montré une faille, une brèche infime qui m'avait ébranlée : en ce patient qui semblait fort comme un roc, j'avais entrevu mon frère.

Mercredi 29 Avril 2020

Jour de confinement et de repos. J'étais restée au lit, jusqu'à midi.

À onze heures, ma cadre m'avait appelée pour me proposer de poser des congés.

La veille, suite à une altercation musclée entre une de mes collègues et un supérieur, je lui avais envoyée un mail évoquant notre épuisement et l'urgence d'avoir du repos avant la seconde vague de COVID. J'allais, donc, profiter de ma tribu jusqu'au onze Mai.

Je me sentais, légère, l'esprit libre.

J'avais pensé, de suite, à partager cette nouvelle, avec ma sœur. Nous étions restées trois heures à converser en vidéo-conférence.

J'appelais, ensuite, la famille d'accueil d'Ulysse, notre futur petit compagnon.

Je tombais sur Nina, infirmière en Établissement Médico-Éducatif (EME).

Nous avions, immédiatement, sympathisé, parlant de nos lapins respectifs perdus.

Avec nostalgie, j'avais relaté mon histoire avec Albator et mon besoin de lui rendre hommage. Elle m'avait, alors, confié son désir d'écrire un livre sur les EME, les oubliés de la crise sanitaire. De fil en aiguille, nous avions envisagé de travailler en commun sur son projet car elle m'avouait ne pas être une littéraire.

J'étais aux anges. Je l'orientais sur la manière de regrouper ses idées, sur le plan à suivre, l'importance d'écrire tous les jours, même peu...

Nous nous étions quittées en fixant le rendez-vous pour la garde définitive d'Ulysse, à samedi matin, sept heures trente, avant la prise de service de Nina.

En raccrochant, j'étais excitée comme une puce.

Ce lapin du hasard, du mektoub allait peut-être m'amener à une prometteuse collaboration.

Après un si long périple, j'étais confiante et pleine d'espoir...

Samedi 2 mai 2020

J'avais récupéré Ulysse dans une grande cage, à sept heures trente. Un peu apeuré, il était allé se réfugier dans son petit igloo. Ce n'est qu'arrivé à la maison, qu'il était sorti de sa cachette. J'avais installé la cage sur le toit du clapier d'Albator, histoire de laisser Ulysse s'imprégner des bruits de sa nouvelle vie.

À le regarder courir d'un bout à l'autre de sa cage et à se redresser sans cesse, sur ses pattes arrières, tel un suricate, il n'avait pas l'air intimidé mais intrigué.

Le temps du confinement, nous avions eu des journées ensoleillées, comme si la Mère Nature nous communiquait sa joie de revivre.

Elle devait en profiter. La fin du confinement verrait la couardise de l'homme réapparaître.

Je retiens d'ailleurs, cette citation de Jacques AUDIBERTI qui illustre bien notre époque :

"La plus grande couardise consiste à éprouver sa puissance sur la faiblesse d'autrui."

(Le Mal court, Editions Gallimard)

Je décidais d'aller chercher quelques victuailles pour notre nouvel ami et nous-mêmes. Je confiais, donc, toute la tribu à Loïs.

Comme rarement je l'avais fait, j'utilisais mon droit de

soignant.

Les effets de la période Covid-19 étaient encore bien présents dans mon corps, et même si je donnais bien le change, je ne voulais et ne pouvais pas piétiner pendant des heures. Or, nous étions Samedi, jour de courses pour nombre de citoyens. Les allées étant moins fréquentées suite aux dispositions prises, il y aurait, forcément, une longue file d'attente à l'extérieur.

Montrant mon attestation d'employeur et une fiche de paie, j'accédais rapidement aux rayons.

En rentrant à la maison, je m'étais affalée sur le canapé, épuisée.

Loïs qui rangeait les courses, m'avait expliquée que la connexion internet était interrompue, nous privant par conséquent de programmes télévisés et d'applications comme Netflix.

Pour calmer notre addiction, toute l'après-midi, nous avions visionné le disque dur rempli de grands classiques de Disney. Et c'était plutôt agréable.

Par mesure de précaution, j'avais vérifié tous les branchements derrière le meuble TV…

Et oh ! Surprise ! Le fil de la box était sectionné…

Lois m'avait confirmée qu'Ulysse était bien passé par là…

Heureusement, j'avais une grosse boîte en plastique pleines de prises péritel, prises téléphoniques et autres câbles.

Le câble ADSL réinstallé, nous avions retrouvé tous nos

programmes.

Désormais, il était impossible à qui que ce soit d'emprunter le petit couloir derrière le meuble de télévision : une planchette de bois en bloquait l'accès.

De plus, si Albator inspirait confiance et qu'il m'arrivait régulièrement de lui laisser le salon, la nuit, il en était, clairement, autrement d'Ulysse !

Je décidais de lui allouer quatre heures de liberté par jour, le minimum syndical pour un lapin qui voulait se dégourdir les jambes.

Lundi 4 Mai 2020

J'étais en congé depuis Mercredi. Je décompressais, totalement, mais je décompensais aussi. J'avais commencé dès le réveil, à ressentir des vertiges.

Je savais que le stress et la fatigue accumulés des derniers jours, en étaient à l'origine.

J'appelais mon médecin pour lui expliquer la situation et lui demander de venir le lendemain car je ne m'en sentais pas la force, sur le moment, mais aussi la capacité. Tout tournait autour de moi et en moi.

Dans la foulée, je prenais un rendez-vous chez L'ORL.

Vendredi 8 Mai 2020

Dix heures. J'étais dans la salle d'attente. Trois personnes à distance autour de moi, masquées, attendaient patiemment que la porte du spécialiste s'ouvre.

Le Dr F. passait la tête en prononçant mon nom. De suite, j'étais debout, affaires et dossier en main.

Je savais déjà ce que j'allais subir : une série de manipulations brèves et saisissantes, destinées à remettre les cristaux de mon oreille interne en place.

Entre les mains du Dr, j'étais presque comme un shaker géant !

C'était assez désagréable, mais malgré tout, nécessaire à mon bien-être.

Dimanche 10 Mai 2020

J'allais beaucoup mieux. J'étais reposée et le fait d'être d'après-midi, le lendemain, m'assurait de passer une bonne nuit de sommeil.

D'ordinaire, de repos, j'évitais de consulter les messages de notre groupe d'Ide sur WhatsApp mais je décidais de me tenir au courant de ce qui s'était passé dans le service, en mon absence.

Une des collègues avait envoyé le nouveau planning.

En le regardant de plus près, je constatais que le lendemain même, je reprenais le matin. Il était dix-huit heures trente et j'étais furax : je n'avais pas été prévenue du changement et pouvais dire adieu à ma nuit de sommeil.

Ce qui m'inquiétait le plus, c'était de cumuler une séance chez L'ORL et de nouveau de la fatigue. J'avais peur de perdre le bénéfice des exercices.

Je savais que j'allais avoir du mal à dormir, comme à chaque fois où j'étais du matin. L'idée de ne pas aller travailler m'avait traversé l'esprit, mais j'avais pensé à mes collègues. Je ne pouvais pas leur faire çà.

Lundi 11 Mai 2020

J'avais dormi trois heures, cette nuit. En prenant le train, j'étais un peu vaseuse. Les trains recommençaient à être bondés, même à six heures du matin. Il serait difficile de respecter les distances de sécurité.

Arrivée dans le service, je racontais à ma collègue du jour que j'avais appris à dix-huit heures trente, la veille, que j'étais du matin. Elle m'avait répondu que j'aurais dû m'abstenir de venir bien que ça aurait été compliqué pour l'équipe.

Mais, bon, j'étais là, néanmoins, je comptais faire part de mon mécontentement à la cadre. Et puis, j'avais la tête qui tournait, assez souvent. Mais, je tenais bon.

Je me disais que le bien qu'on pouvait se faire pendant les jours de congés était défait en un rien de temps, quand on était infirmière. C'était terrible de se dire qu'on donnait autant aux autres pour si peu de bien-être en retour.

La cadre était venue me dire "Bonjour". Entre deux phrases anodines, je lui avais parlé du fait que je n'avais pas été informée des modifications apportées au planning. Elle avait présenté ses excuses mais le mal était déjà fait.

À la fin de la matinée, j'étais usée comme si je n'avais jamais pris de congés et eu d'arrêt…

VIII
Tes derniers jours

Mercredi 3 Juin 2020

Toi, patiente décédée ce jour, après huit années de combat, je te dédie ce livre.

Dans le cadre du secret professionnel, je t'appellerai Louise. Aujourd'hui, je te tutoie, alors que jamais, je ne l'avais fait auparavant. Toi, tu m'as tutoyée, rapidement, après m'avoir demandé la permission. Je crois que tu avais fini par apprécier ma manière d'être. Ça n'a pas été immédiat mais je pense que mon professionnalisme et mon refus de faire des différences entre patients t'avaient, quelque part, rappelée au bon souvenir de ta profession, Infirmière.

Trente-neuf ans, cancer du sein multi métastasé, une insuffisance cardiaque liée à la toxicité des anticancéreux et une douzième ligne de chimiothérapie, tu étais arrivée dans le service, avec ton envie de vivre hors du commun, mais en fin de course.

Tu aurais dû être placée en oncologie médicale mais, suite au Covid, ce service était submergé : Le confinement avait plus que ralenti l'activité autour des diagnostics de cancer et le déconfinement avait vu exploser le nombre de cas de patients atteints de cancer nécessitant des soins de toute urgence.

Cette conséquence allait mettre l'accent sur le caractère inadapté du service face à ta situation.

Je t'avais connue à peine une dizaine de jours, mais tu m'avais marquée à vie.

Hospitalisée en pneumologie pour dyspnée sur lymphangite pulmonaire, tu étais épuisée par tes années de combat..

La crise sanitaire liée au Covid 19 avait fait voler en éclats toutes mes certitudes sur la vie : nous n'étions que vulnérabilité face à la maladie. J'avais vu beaucoup de décès, beaucoup de souffrances, mais je n'avais pas eu le besoin de m'épancher sur ce que je vivais et ce qui m'éprouvait, car d'ordinaire, je savais faire la part des choses. C'est juste que j'étais épuisée d'avoir autant encaissé et enchaîné de jours.

La distance professionnelle, c'est ce qui nous permettait à nous, soignants, de ne pas craquer. Il y avait le soignant et il y avait le patient. Nous prenions soin de mettre un fossé entre lui et nous pour nous protéger. Mais là, ça avait été différent.

Ces derniers jours que j'avais vécus avec toi m'avaient touchée pour une raison inconnue. Avais-je de la culpabilité ? Des remords ? De la colère ? Je ne saurais dire mais je ressentais le besoin de raconter ces derniers moments.

Mes larmes coulaient en écrivant tous ces mots. Et pourtant, ce n'était pas de la peine, ni de l'apitoiement que je voulais transmettre mais ce lien invisible qui pouvait se créer malgré nous avec un patient. On avait beau essayer de garder ses distances de manière professionnelle mais nous n'étions qu'humains et les sentiments étaient ce qui nous caractérisaient.

Je ne voulais pas faire de recherche sur la distance professionnelle. Je voulais juste témoigner de cette faille qu'il pouvait y avoir parfois dans notre prise en charge, bien malgré nous.

Nos débuts avaient été chaotiques. J'étais entrée dans ta chambre en ne connaissant aucun de tes antécédents, chose qu'il ne fallait absolument pas faire lorsqu'on était soignant : toujours connaître l'histoire de la maladie ou du moins, le motif d'hospitalisation, lorsqu'on entre dans une chambre. Cela permet d'appréhender le patient comme il se doit. C'est comme si vous entriez dans la chambre d'une personne amputée des deux bras et que vous lui tendiez un verre d'eau.

Mais, parfois, les journées sont si chargées, que ça ne se passe pas comme il faudrait.

J'étais, donc, entrée dans ta chambre avec une certaine légèreté que je n'aurais pas dû avoir, du moins pas dans l'immédiat parce que j'avais bien senti que cette même attitude te plaisait dans tes dernières heures. Peut-être que ça t'aidait, alors, à prendre de la distance avec la gravité de la situation.

Lors de l'entretien d'accueil, tu avais fait part à ma collègue aide-soignante, d'une douleur sciatique s'élevant à cinq sur dix.

Je n'étais pas présente en chambre, à ce moment-là. Alors, j'étais revenue te voir pour te demander si tu souhaitais avoir des antalgiques. Tu m'avais avouée que tu avais ce qu'il fallait en me montrant un sac bien chargé de médicaments.

Les consignes du service étant de ne laisser aucun traitement en chambre, je t'avais, donc, demandée de me les confier dans leur totalité.

Et là, la guerre avait commencé.

Je ne connaissais toujours pas le motif de ton entrée, ni tes antécédents, les médecins du jour n'ayant toujours pas consulté ton dossier.

Alors, j'avais fait mon travail. J'avais insisté pour récupérer tous tes traitements, en t'expliquant que ça faisait partie des consignes du service. Si j'avais eu connaissance de ton dossier, j'aurais agi autrement. Je t'aurai exposée les choses, différemment, mais avec le même objectif.

Le résultat aurait, sans doute, été le même. Mais, j'y aurais mis les formes. Devant mon insistance, tu étais devenue verbalement violente. Tu disais te "foutre" du système. Lorsque je t'avais dit que j'agissais, ainsi, pour n'importe quel patient, tu m'avais dit que tu te "foutais" des autres. Tu t'étais mise à pleurer.

Mais j'essaie de prendre en charge tous mes patients de la même manière. J'ai du respect, de l'empathie mais j'ai dû me montrer ferme.

J'avais, donc, continué en te disant que le médecin allait coller au plus prêt de ton ordonnance et que tu n'en verrais pas la différence. J'avais continué en t'expliquant que j'engageais ma responsabilité d'infirmière et qu'il y avait un risque de surdosage. Tu continuais à dire que tu t'en foutais et que tu refusais de me donner tes médicaments. J'avais bien compris qu'ils étaient tout ce qui te permettait de garder un semblant de contrôle sur ta maladie.

"Est-ce que l'infirmière de nuit viendra toutes les vingt minutes me donner mes traitements pour la douleur ? Elle le fera ?"

Ce à quoi j'avais répondu qu'elle avait pour obligation de respecter le plan de soins. Puis, je t'avais demandée si tu prenais réellement des antalgiques toutes les vingt minutes.

Je ne cédais pas et tu le sentais. Tu t'étais mise à pleurer, mais cette fois, à chaudes larmes…

Je ne pouvais pas te laisser les médicaments pour autant mais, de cette manière, tu avais clos la conversation. Alors, j'avais mis fin à tout cela, en t'informant que les médecins du service trancheraient et que je me rangerais à leur décision. Puis, je t'avais laissée, seule, en chambre.

J'étais allée, de suite, transmettre ton refus aux médecins. Ils m'avaient rassurée en me disant qu'ils s'en chargeaient. Ils en avaient profité pour me tenir informée de ton motif d'hospitalisation et de tes antécédents.

En repassant devant ta chambre, j'avais vu que tu étais sur le pas de la porte avec tes parents.

Vous m'aviez, alors dévisagée et tu avais ajouté : " C'est elle ! " en me pointant du menton. J'avais continué ma route vers le poste de soin, antre des soignants, sans me retourner.

J'imaginais que tu avais raconté notre confrontation à tes parents.

Dans notre refuge, j'avais commencé à raconter ce qui s'était passé.

"Pourtant, c'est une infirmière, elle devrait savoir comment ça se passe…".

Alors que je consultais notre base de données pour voir si les médecins avaient édité un compte-rendu, deux soignantes qui n'étaient pas du service étaient entrées, dans le poste de soins. Elles appartenaient à l'unité mobile de soins palliatifs et voulaient s'entretenir avec moi.

L'une d'elle avait commencé à me dire qu'il fallait avoir un peu d'humanité et que certaines règles ne pouvaient pas être les mêmes pour tous les patients. Elle considérait qu'il y avait des situations où l'on pouvait être plus souple.

"Non, je ne crois pas. En l'occurrence, il y a des règles dans le service et elles sont les mêmes pour tous. Il faut, aussi, savoir que j'engage ma responsabilité lorsqu'une personne garde ses traitements en chambre. Et là, dans son cas, il y a un risque de surdosage non négligeable."

Elle avait continué en disant qu'il était important d'être humain, dans de telle situation, en plus clair, dans le cadre des soins palliatifs. Elle avait dit : "Le surdosage est préférable au sous-dosage."

On parlait de surdosage d'antalgiques de palier trois, de morphine.

Sincèrement, je préférais avoir affaire à un sous-dosage car il suffisait, alors, de réévaluer la douleur et de réajuster les traitements. Un surdosage de morphine était synonyme de perte de conscience, de coma.

Et puis, c'était le rôle de l'infirmière de s'assurer qu'il n'y avait pas de traitement en chambre car les conséquences relevaient vraiment de sa responsabilité.

De plus, je n'étais, franchement, pas persuadée que les médicaments étaient gardés en chambre en service de soins palliatifs et pour avoir fait un stage en oncologie, je savais que ça ne se faisait pas. Mais, je ne voulais pas m'engager sur un chemin que je ne maîtrisais pas, alors…

"Vous insinuez que je suis inhumaine."

L'autre collègue avait pris le relais.

"Non, mais il y a des règles qui sont ridicules selon la situation."

J'avais compris au fur et à mesure de la conversation que Louise avait appelé les soins palliatifs pour dénoncer mon manque de souplesse.

Ton attitude m'avait, au début, un peu énervée mais avec le recul et après discussion avec certains collègues, je m'étais dit que, peut-être, moi aussi, j'aurais agi ainsi.

Ma cadre m'avait, discrètement, convoquée, me confirmant que j'avais bien fait d'avoir réclamé les traitements. Elle m'avait appris que j'avais été défendue par les médecins du service devant les critiques des représentants des soins palliatifs. J'avais, par la suite, remercié la "jeune médecin" pour son soutien.

Il avait été difficile de retourner te voir en chambre, après cette entrevue.

Je m'étais, donc, attachée à soulager ta douleur et ta dyspnée, en mettant toute la distance possible entre toi et moi. Mais, cela n'avait pas duré. Ma conscience professionnelle avait très rapidement repris le dessus et j'avais retrouvé mon empathie et mon humanitude.

Je t'avais vue lutter contre la dyspnée pour pouvoir communiquer avec nous, soignants, et cela m'avait profondément touchée. Pour deux mots prononcés, il te fallait reprendre ton souffle pendant au moins une trentaine de secondes. Epuisée par cette démarche, tu avais, régulièrement, recours au clavier de ton portable pour nous transmettre tes ressentis, attentes et besoins et pour éviter de majorer tes difficultés respiratoires.

Plusieurs jours de suite, je t'avais prise en charge. Alors, pour te divertir un peu et t'éloigner momentanément de la voie sans issue qui t'attendait, je t'avais impliquée dans mon rôle de tutrice. J'avais tenté de te distraire et de te ramener à ton rôle d'infirmière d'antan.

Un de tes derniers jours, j'étais entrée dans ta chambre, accompagnée de deux étudiants de première année. Alors que tu étais sous morphinique, il était nécessaire, entre autres surveillances, de mesurer ta fréquence respiratoire. J'en avais, donc, demandé les normes aux deux étudiants. L'élève que j'encadrais les ignorait, totalement, même après quatre semaines de stage, contrairement à l'étudiante qui avait répondu de manière très précise : douze à vingt respirations par minute, une respiration comprenant une inspiration et une expiration. Je lui demandais de compter ton nombre de cycle respiratoire sur trente secondes, à multiplier par deux : vingt-huit par minute, au repos.

Ce qui impliquait une fréquence respiratoire bien plus élevée en cas de déplacement ou d'effort tel que manger ou parler.

Je t'avais retrouvée plus vive qu'à l'ordinaire lorsque, seules en chambre, je t'avais demandée ton ressenti quant à l'élève que je formais.

Tu avais considéré qu'il était plutôt anormal au bout de quatre semaines de ne pas connaître les normes relatives à la pneumologie, en ayant eu le livret d'accueil du service et été au contact des patients. J'avais approuvé, la fréquence respiratoire étant la norme la plus aisée à retenir.

Tu avais apprécié ce moment de complicité et moi aussi, d'ailleurs. C'était agréable, pour toi, de penser à autre chose, emprisonnée dans ta chambre et dans ce corps.

Ainsi, les fois où je passais dans ta chambre, j'essayais de t'emmener ailleurs.

Le dernier week-end avant ta mort, ta main dans la mienne, les yeux dans les yeux, tu m'avais fait part de ton épuisement et de ta lassitude d'être encore en vie. Tu m'avais confiée souhaiter t'endormir sereinement. Ton regard était insoutenable, mais je ne pouvais te faire l'offense de détourner les yeux. Alors, je t'avais promis d'en parler aux médecins du service.

Tu avais fait tes adieux à ton fils, tu étais prête.

Le médecin du jour avait décidé que les doses de morphine et d'hypnotique sédatif allaient être augmentées car tu avais un réel inconfort : tu étais très essoufflée malgré tes neuf litres d'oxygène, les aérosols, les anti-inflammatoires et les diurétiques. Tu avais déjà des "doses de cheval", mais tu étais tellement en souffrance : tu ne pouvais plus parler et te servais, désormais, uniquement de ton portable pour communiquer.

À la fin de mon service, alors que j'étais venue te dire que je revenais le surlendemain, j'avais pu lire sur ton écran que tu me montrais : " Merci, merci, merci, vraiment merci."

J'avais serré ta main dans la mienne, en te disant que c'était normal et que sur mon lieu de travail, je me donnais à fond. Enlevant furtivement ton masque, tu avais insisté : "vraiment merci…" Alors je m'étais tue. J'avais compris que c'était un merci solennel, mais sans réellement en saisir le sens : à cette heure-ci, je n'étais pas encore au courant que les morphiniques allaient être revus à la hausse, contrairement à toi.

Une fois, avertie, j'étais repassée te voir mais j'avais été maladroite. Je savais que tu allais t'endormir profondément dans les prochains jours.

Ta mère était avec toi, pour t'aider à faire ta toilette. Elle était forte et aimante. Avec ma collègue aide-soignante, nous avions emmené tout le nécessaire pour faciliter le soin car tu n'avais plus la force de te déplacer (adaptable, cuvette, chaise-pot, serviettes, gants…). Ta mère qui avait toujours été un peu froide avec moi depuis l'incident de ton arrivée, m'avait remerciée. J'avais croisé son regard et vu, l'espace d'une seconde, le désarroi d'une mère qui allait perdre son enfant.

Cette seconde m'avait touchée. J'avais perçu le sentiment d'injustice que pouvait avoir une mère, prête à prendre la place de son enfant pour rétablir l'ordre des choses. J'avais vu qu'elle portait ce fardeau et qu'elle était prête à s'effondrer mais qu'elle tenait bon pour accompagner sa fille jusqu'au bout.

En sortant de la chambre, tout ce que j'avais trouvé à dire, c'était : "Reposez-vous bien." J'avais trouvé ça ridicule sur le moment, mais avec le recul, ce n'était pas si mal...

C'était la dernière fois que je te voyais. Pourtant, j'étais persuadée que j'allais te reparler, te revoir et lorsque j'avais appris ta mort, par SMS, par une de mes collègues, j'avais décidé de t'écrire ces quelques mots.

J'allais sûrement oublier ton nom, ton visage, mais je ne pourrais pas t'oublier, Toi, Immortelle Louise.

Mardi 25 Août 2020

Avant de publier, j'avais demandé aux parents de Louise, leur avis sur mon écrit. Mettant l'accent sur beaucoup de mes maladresses, j'avais modifié certains propos.

Le père de Louise avait souhaité préciser que Louise "*ne voulait pas de passe-droit*" comme je l'avais sous-entendu "*mais juste partir sans avoir la sensation d'étouffer*". C'était la raison pour laquelle "*elle tenait à ses médicaments*".

"*Elle avait même, la veille au soir de son décès, indiqué à* mes *collègues comment brancher les appareils qui allaient l'endormir comme un bébé. Elle était sous quinze litres d'oxygène. Ce matériel lui était familier en réanimation où elle exerçait son métier d'Infirmière.*"

Il avait insisté sur le fait qu'il y avait "*des règles et pas de passe-droit mais les personnes qui les*" avaient *émis* savaient-elles ce que l'on ressentait lorsque *les dernières heures arrivaient ?* "

Il avait ajouté : " *Votre anti-passe-droit n'est vrai que pour nous, les gens simples. Lorsqu'il vous arrivera d'avoir un patient connu soit en politique ou autre, là, les passe-droits, Madame, seront autres choses qu'une malheureuse boîte de médicaments détenue par une pauvre infirmière de trente-neuf ans qui va mourir.*

Louise, Madame, se savait condamnée depuis huit ans. Elle avait peur et ne voulait pas mourir, seule... alors vingt-quatre heures sur vingt-quatre, nous ne la quittions plus..."

Le père de Louise voulait qu'on se souvienne d'elle comme d'une personne courageuse qui avait eu pour seule *faveur* le *soutien sincère (...) de tous ses collègues durant toute cette épreuve.*

Devant ses mots, je m'étais sentie désarmée. J'avais, donc, présenté mes plus plates excuses, aux parents de Louise.

N.D.A. : Pour la compréhension du texte, j'ai, sciemment, regroupé tous les écrits sur Louise. La chronologie des dates n'a donc pas été respectée.

IX
Déconfinement et complications

Mercredi 17 Juin 2020

J'étais d'après-midi.

Comme de plus souvent en plus souvent, ces derniers jours, je repoussais au plus tard le moment d'aller prendre mon train.

Il était midi quarante-cinq quand j'arrivais à la gare. Dans quatre minutes, mon omnibus arriverait.

Lorsque j'y montais, je constatais que, malgré l'obligation de porter un masque, beaucoup de personnes ne respectaient pas cette contrainte.

Depuis le onze Mai, l'angoisse démesurée des usagers de la ligne avait, progressivement, laissé place à une insouciante négligence.

Si au début, les marques de distanciation au sol suffisaient à maintenir les voyageurs en sécurité face aux risques de contamination, aujourd'hui, la fréquentation accrue et la reprise des différents secteurs d'activité poussaient la population à enfreindre les règles de protection. Mais, par dessus tout, pour beaucoup, la crise sanitaire était un lointain souvenir.

Suite à une prise de sang, j'avais su que j'étais négative au test de dépistage du Covid 19. Aussi, affublée de mon masque en tissu, acheté quelques jours plus tôt pour éviter de payer une amende de cent trente cinq euros, je restais prudente et gardais mes distances.

Je manquais d'air et j'attendais avec impatience, de sortir de la gare…

Enfin ! Je respirais à nouveau.

Nous étions trois infirmières et les informations qui nous étaient transmises par l'équipe du matin, laissaient augurer une après-midi mouvementée. Des patients atteints de Sclérose Latérale Amyotrophique (SLA) en fin de vie, avec respirateur, morphiniques et gastro-stomie, d'autres présentant des pneumothorax avec suspicion de tuberculose ou de lupus, ou encore des victimes sur-alcoolisées du déconfinement souffrant d'hémopneumothorax suite à blessures à l'arme blanche, tous porteurs de drains, occupaient toutes nos chambres.

Pas de pause pour nous : nous avions enchaîné le tour de quatorze heures et dix-huit heures. J'espérais, alors, que cela me permettrait de partir plus tôt.

Malgré le déconfinement, il n'y avait toujours pas de train après vingt et une heure quarante-cinq. Et pour compliquer les choses, les taxis n'étaient plus alloués aux soignants.

On nous avait oubliés. Notre heure de gloire était passée.

Vingt et une heure vingt. C'était suffisant pour attraper mon train de banlieue. Je m'habillais et courais en quatrième vitesse jusqu'au métro le plus proche. Mais, c'était sans compter sur les éternels problèmes du réseau ferroviaire.

J'avais, alors, appelé un taxi. Tous les accès, pour rentrer chez moi, étaient bloqués : les autoroutes, les portes. J'étais épuisée, exaspérée. Le chauffeur de taxi, aussi.

Il m'avait demandée si j'avais vu les images de la manifestation d'infirmières de ce mardi.

Je ne regardais plus les informations, mais j'avais eu vent de la mobilisation de mes collègues pour l'amélioration de nos conditions de travail et l'augmentation de nos salaires.

Il m'avait décrit les scènes violentes de soignantes traînées par les cheveux au sol par les forces de l'ordre, l'interview honteuse d'une infirmière tournée en ridicule par le journaliste.

J'étais déçue, mais c'était prévisible. Il en était ainsi pour les héros.

Arrivée à ma voiture, j'étais accablée. Je m'asseyais au volant, me désaltérais et posais ma gourde sur le siège passager. J'avais à peine fait cent mètres que celle-ci était tombée entre le frein à main et le levier de vitesse. J'essayais de la récupérer et détournais le regard quelques secondes de la route mais, c'était quelques secondes de trop.

Alors que je relevais la tête, un bruit fracassant suivi d'une forte secousse s'était fait entendre. Auparavant, j'avais eu un furtif vertige. J'avais percuté une voiture stationnée sur le bas côté. Comme si j'avais eu besoin de cela. J'étais déjà si épuisée. Je sortais de ma voiture.

L'autre véhicule n'avait pratiquement rien, contrairement au mien. Le phare gauche était cassé. La tôle étant soulevée, je ne pouvais plus ouvrir la portière gauche. Et, ma roue gauche était complètement tournée vers l'intérieur…

J'étais rentrée à minuit. Ma fille m'attendait dans le canapé et s'était douté que quelque chose était arrivé. Je lui avais raconté mon périple.

J'étais si triste pour ma voiture, ma Peugeot 106 Zen. Dix-neuf ans de bons et loyaux services et peut-être irrécupérable. J'en avais les larmes aux yeux. Tout çà, parce que j'étais fatiguée, épuisée, à bout. Pas un seul accident jusqu'à maintenant et aujourd'hui…

Samedi 20 Juin 2020

Six heures du matin. Après deux jours de repos, à m'être occupée des démarches administratives et mécaniques de ma voiture, je retournais au boulot.

Ma sœur m'avait prêtée sa petite Fiat Punto. C'était l'intérêt d'avoir une famille unie : jamais, on n'était en rade.

Contrairement à ce que je m'étais promis, je n'avais pas regardé les actualités. Je n'avais pas eu le temps.

Je ne doutais, aucunement, des propos du chauffeur de taxi :

la mémoire commune était courte et facile à détourner.

Et le devoir de mémoire s'imposait si vous étiez tombé au front. Mais, les soignants étaient toujours là, prêts à retourner au combat. Et comme disait Marcel Pagnol :

"La première qualité d'un héros, c'est d'être mort et enterré."

Alors…

Dimanche 21 Juin 2020

Deuxième matin. J'étais épuisée. Malheureusement, cette fatigue, accumulée depuis la crise du covid, allait me coûtait cher.

Avec mon collègue aide-soignant, à dix heures, nous avions remonté nos manches pour effectuer la toilette d'un patient atteint de sclérose latérale amyotrophique. Mesurant sûrement plus d'un mètre quatre vingt dix, puisqu'il occupait toute la longueur du lit, pesant cent cinq kilos, ce n'était pas une mince affaire. Ses membres paralysés étaient lourds, à vrai dire, même plus lourds que ce qu'il n'y paraissait. Alors que j'essayais de mettre sa jambe en position latérale pour faciliter la mise en place de sa protection, sa jambe était revenue vers moi. J'avais pris tout son poids dans mon épaule qui avait, alors, cédé sous la charge. Tentant de retenir le membre inférieur pour éviter qu'il ne retombe trop violemment, j'avais senti mon poignet défaillir, lors de la manœuvre.

Plus tard dans la matinée, j'avais fait une déclaration

d'accident du travail.

Mercredi 24 Juin 2020

Mon médecin m'avait diagnostiquée, une tendinite à l'épaule, au poignet et une élongation du trapèze. Pendant qu'il m'auscultait, nous avions évoqué la période difficile qu'avait été la crise sanitaire…

Selon lui, mon accident du travail était fortement lié à la fatigue accumulée.

Deux jours auparavant, sur les conseils de ma cadre, je m'étais rendue aux urgences. Elle était persuadée que je serais prise en charge, très rapidement.

Malheureusement, j'avais attendu deux heures et l'examen clinique avait duré, à peine, dix minutes. Pas de radio : mon médecin m'avait, d'ailleurs, assurée que ce n'était pas nécessaire. Juste un arrêt de deux jours, une prescription de paracétamol et de glace.

Mon médecin de famille avait prolongé mon arrêt d'une semaine : en l'état, j'étais un boulet pour mes collègues.

Déjà, le lundi matin, je n'avais pas pu effectuer la toilette dudit patient en collaboration avec l'aide-soignante du jour. La cadre avait demandé à une des collègues présente de me remplacer.

Je devais revoir le médecin une semaine après. En attendant, repos, antalgiques et une écharpe, pour soulager mon épaule, étaient de rigueur.

La crise était momentanément oubliée pour beaucoup, mais les séquelles et complications étaient bien là et rappelaient au bon souvenir de quiconque était vigilant et observateur, cette période douloureuse et inédite, se tenant au dessus de nos têtes comme une épée de Damoclès, prête à sévir encore une fois.

Mercredi 1 Juillet 2020

Mon médecin avait prolongé mon arrêt d'une semaine et prescrit des séances chez le kinésithérapeute. Mon avant-bras allait beaucoup mieux, mais j'avais toujours mal au niveau l'épaule, du cou et de l'omoplate. En appelant plusieurs cabinets de kiné, je m'étais rendue compte que ce serait compliqué d'avoir un rendez-vous.

Les premiers contactés ne proposaient pas de rendez-vous avant Septembre. La disponibilité la plus proche était au vingt cinq Août. Honnête, le kiné m'avait dit qu'il partait entre temps, en congé.

Je décidais, donc, de chercher une date plus proche et de revenir vers ce kiné si je ne trouvais pas mieux.

Par chance, une première séance m'était proposée pour le vingt-huit Juillet, par une de ses collègues, à la même adresse.

J'avais appelé ma cadre pour la tenir informée et envoyé un message aux collègues. Elles m'avaient envoyé des mots d'encouragement et de bon rétablissement. Elles me manquaient un peu.

J'apprenais sur notre groupe qu'une des collègues qui avait déjà des problèmes de fasciite et de déchirure plantaires, était susceptible d'avoir une rupture du tendon d'Achille.

Elle avait trop donné pendant la crise du COVID et continuait à le payer…

Vendredi 3 Juillet 2020

J'écoutais "I might be wrong" de Radiohead, allongée sur mon canapé. Je n'avais plus mal à l'épaule mais la douleur se réveillait dès lors que je la mobilisais un peu trop longtemps.

J'appréhendais, vraiment, la reprise. J'avais peur de la rechute et des complications.

Ulysse dormait, non loin de moi, du sommeil du juste.

Il avait été mon gros point positif de cette crise qui continuait à nous faire mal, nous, soignants.

Ça et le fait d'avoir vu comment nous avions été capables de travailler ensemble main dans la main, affrontant l'adversité au quotidien. Un lien s'était créé entre des services qui n'avaient pas l'habitude de se côtoyer.

Nous étions devenus des frères et des sœurs d'armes. Et malgré la disparition de la ferveur des foules à vingt heures, l'épuisement et l'ingratitude de notre métier, j'étais fière d'avoir fait partie de cette aventure.

X
Épilogue

Mercredi 12 Août 2020

Mon médecin avait prolongé mes arrêts d'une semaine, puis deux semaines depuis le vingt-quatre Juin mais le quatre Août, il avait repoussé la date jusqu'au trente-et-un Août. Je réalisais peu à peu que mon mal était chronique et compromettait fortement mes chances de retourner dans mon service actuel.

Voyant qu'au bout d'un mois depuis l'arrêt initial, j'avais toujours des douleurs au niveau de l'épaule, mon médecin m'avait demandé de passer une échographie.

Le quinze Juillet, le verdict était tombé : tendinite calcifiante de l'épaule avec bursite et élongation du trapèze, tout cela à gauche.

C'était douloureux. Rien ne calmait mes douleurs, ni le paracétamol, ni les anti-inflammatoires. Rien, à part le repos strict et les antalgiques codéinés.

C'était nouveau pour moi qui ne prenait jamais d'anti-douleurs.

J'essayais d'en prendre le moins possible, histoire de ne pas tomber dans l'accoutumance.

Plus je m'informais sur ma défaillance et plus, j'arrivais à l'évidence que je ne pourrais peut-être plus retourner dans mon service.

Mon médecin, mon kiné et mon ostéopathe m'avaient donné pour interdiction de porter des charges lourdes. J'avais bien compris que je me devais de respecter cette règle car le moindre écart me valait des douleurs cinglantes allant du trapèze au coude.

Si mon médecin m'avait ménagée jusqu'alors quant à mon devenir, il m'avait, à la dernière visite, annoncé qu'il serait compliqué de reprendre mes fonctions dans un service où j'aurais à m'occuper de patients dépendants.

Sur le moment, les mots n'avaient pas trop eu de sens. C'est lorsque j'en avais parlé à ma sœur que les phrases avaient réellement eu un impact sur moi. Le médecin, pour plaisanter, m'avait demandé si je ne voulais pas devenir cadre. J'avais fait la grimace.

Je me rendais compte que la crise du Covid avait été plus qu'une épreuve. Elle allait être un autre tournant de mon parcours professionnel. Jamais je n'aurais pu imaginer que ma carrière d'infirmière en pneumologie se réduirait aussi rapidement en peau de chagrin.

À peine quatre mois de "crise covidienne" avait suffi à bousiller mes articulations de manière chronique.

Mon médecin m'avait conseillée d'aller voir un

rhumatologue, vu l'étendue de mes douleurs. Il souhaitait, également faire passer mon mal chronique en maladie professionnelle.

J'avais quelques doutes sur la validation de ma tendinite en tant que telle, mais j'espérais sincèrement que les "tableaux de santé et sécurité au travail" allaient tenir compte de l'impact de cette période intense sur les soignants et être mis à jour.

J'avais pour habitude de relativiser. Alors je me disais que j'allais pouvoir élargir mon champs de connaissances et d'expériences. C'était le Mektoub…

Vingt-heures dix-huit : il faisait une chaleur écrasante. Trente degrés dans le salon.

Ulysse et les chats étaient sur le balcon essayant de profiter du peu de fraîcheur que l'orage avait déversé quelques heures auparavant.

Le climatiseur, acheté l'année dernière, tournait à plein régime.

Ordinateur sur les genoux et "Mange, prie, aime" en bruit de fond, je tapais frénétiquement sur mon clavier. J'avais toujours mal à l'épaule.

Samedi 15 Août 2020

J'étais dans le train, j'avais rendez-vous avec Hélène. Rendez-vous devant notre ancien QG, le Pizza Hut des halles qui n'existait plus.

Distance de sécurité en vigueur : les voyageurs se tenaient à une place d'intervalle, au minimum.

Non loin de moi, un homme écoutait de la musique indienne sans écouteurs. Tout le monde dans le wagon en profitait.

Ça m'avait toujours épatée d'assister à l'incivisme de certains, dans les transports.

Malgré son côté enjoué, les usagers n'avaient pas forcément envie d'écouter de la musique indienne, de la musique tout court... Je levais la tête et regardais l'homme en question. Il écoutait l'oreille collée à son portable... Il était peut-être malentendant… !

L'homme, à côté de moi, s'y mettait aussi. Il regardait une vidéo où des "gars" avec des grosses voix parlaient de " régler son compte" à je ne sais quel ennemi...

Çà aussi, les gens s'en seraient bien passés...

Je ne comprenais pas ce besoin de ne pas passer inaperçu, ce manque de savoir vivre...

Bref. Aujourd'hui, je n'avais pas envie de me prendre la tête, donc, je me taisais.

De toute façon, avec la chaleur qu'il faisait, les fenêtres étaient grandes ouvertes et l'air qui s'engouffrait dans le wagon couvrait la cacophonie des deux portables. Finalement, les perturbateurs étaient plus dans la frustration que nous.

Attendant devant notre QG, j'observais les allées et venues sur la place. Un nouveau magasin de sport avait ouvert ses portes et j'étais sidérée de voir qu'il était nécessaire de faire la queue pour pouvoir y entrer. Mais, apparemment, cela n'altérait en rien l'enthousiasme de ses adeptes : la file comptait bien une cinquantaine de personnes.

Tout comme nous, nombreux étaient ceux qui se donnaient rendez-vous à cet endroit.

Tous, heureux de se retrouver. C'était une place que j'affectionnais : un melting-pot extraordinaire, des italiens, des cap-verdiens, des roumains, des français, des vieux, des jeunes, noirs, blancs, au look dandy, sportswear, fleur bleue, provoquant, sage. Une ode à la vie.

J'étais toute à ma béatitude, lorsque je réalisais qu'Hélène était arrivée à mes côtés. Petit bout de bonne femme, look sport mais bon chic bon genre. Toujours un plaisir pour les yeux, elle avait bon teint et les yeux rieurs. Elle ne cachait pas son plaisir de me revoir et riait juste à me voir debout devant elle. Je la complimentais sur sa tenue.

Comme à notre habitude, nous mettions de l'humour dans chacune de nos phrases. C'était notre marque de fabrique, notre manière d'exprimer notre joie de nous revoir.

Arrivées à Léon de Bruxelles, nous commandions : moules

gratinées pour moi et façon madras pour Hélène.

Une fois, ce détail réglé, nous avions continué notre conversation autour de ma probable reconversion. J'avais réfléchi depuis la consultation du quatre Août et je ne me voyais toujours pas cadre. Mais, je n'avais pas plus d'idée que ça. C'était déjà bien de savoir ce que l'on ne voulait pas faire…

Hélène m'imaginait bien être infirmière d'annonce mettant en avant mon inclinaison pour le relationnel et mon aplomb devant les situations compliquées.

De son côté, elle disait être déjà fatiguée par ces deux années d'exercices : elle supportait, de moins en moins, le fait de se lever à cinq heures, d'enchaîner plusieurs matinées de suite, de rentrer tard lorsqu'elle était d'après-midi. Elle disait que ça l'usait à petit feu…

Je détestais, aussi, les matins : j'avais régulièrement des vertiges au lever et cela me demandait une énergie extraordinaire de lutter et maîtriser ces malaises furtifs.

Elle m'avait fait part de son admiration et de son étonnement pour sa collègue qui était infirmière depuis trente ans, toujours là, infatigable. Comment était-ce possible ?

Nous parlions peu de nos vies et avions juste pris des nouvelles des membres de nos familles.

Elle était en couple mais pas de mariage, ni d'enfant à l'horizon.

Moi, je traversais les affres de l'adolescence et la recherche de soi avec Loïs. C'était épuisant : il fallait faire preuve de retenue, de diplomatie. Seize ans, déjà. Elle avait dix ans lorsque nous avions commencé notre formation en Février deux mille quinze.

Hélène, ce petit génie, était arrivée dans les vingt premiers du classement au concours. J'étais soixante-dixième sur la liste complémentaire. J'avais, jour après jour, surveillé l'avancée des rangs sur un forum, suite aux désistements. Je remontais progressivement dans le classement. Mais j'avais peur de devoir repasser le concours. Au rang cinquante-quatre, je n'y croyais plus. Je me disais qu'on arrivait au bout des désistements.

Jusqu'au dernier vendredi de Janvier deux mille quinze, deux jours avant la rentrée en IFSI, où j'avais reçu un appel de la secrétaire qui s'occupait des dossiers étudiants, me demandant de me présenter à l'école, le lundi suivant.

J'avais rangé mon bureau, toute l'après-midi et fait, face au mécontentement de ma cadre. J'étais, à cette époque, en conflit avec elle. Elle n'avait pas été "cool". J'avais, donc, prévenu mon cadre de proximité, pendant mon entretien d'évaluation, de mon souhait de changer de carrière et lui avais fait promettre de ne rien dire. Ma directrice était, elle aussi, au courant et comme je lui avais demandé, n'en avait soufflé mot. J'avais pu constater leur loyauté lorsque ma cadre, un peu énervée, avait déboulé devant moi, en train de faire mes cartons.

Ça avait été ma petite vengeance ! Un délice !

Après avoir déambulé dans le centre commercial des Halles où il était impossible de s'asseoir suite aux directives sanitaires autour du Covid 19, nous avions pris un bubble-tea. J'en avais pris un à emporter pour ma "petite purge", à la mangue et au melon.

Nous avions fait le compte : sur toute une promotion et une bande d'environ dix étudiants, nous étions trois rescapés à nous revoir. Nous avions pris des chemins différents en fonction des affinités et des orientations professionnelles.

En se quittant, comme à l'ordinaire, nous nous promettions de remettre ça.

Dimanche 16 Août 2020

J'avais eu des nouvelles de C, mon binôme de Janvier à Juillet deux mille dix-neuf, cette petite force de la nature qui continuait à me défendre contre mes détracteurs. Nous étions restées une heure au téléphone.

Alors que j'étais partie, depuis bientôt un an, certaines continuaient à me dépeindre comme une personne qui cherchait, constamment, le conflit. C m'avait raconté avoir rétorqué qu'elle avait apprécié ma collaboration et que l'équipe n'avait pas été tendre avec moi. Bien sûr, il était plus facile de dire que c'était moi le problème que d'avouer que l'équipe était dysfonctionnelle.

Je réalisais que les choses n'avaient, finalement, pas évolué.

C avait continué son récit en m'informant qu'une des cadres de proximité était sur le point de donner son congé, épuisée par la pression exercée par son équipe.

J'avais, souvent, constatée que la cohésion du groupe allait à l'encontre du supérieur. Il était, alors, difficile pour lui d'exercer sereinement ses fonction sans être exposé aux railleries, à l'insolence. Je me souvenais d'elle : elle m'avait accompagnée dans le désaccord qui m'avait opposée à la direction des ressources humaines.

Elle était bienveillante, rigoureuse et professionnelle. Mais ce n'était, apparemment, pas suffisant pour maintenir un climat serein. Il était question de litige autour d'amplitudes horaires. C, elle-même, n'avait pas compris l'animosité de l'équipe envers la cadre. Les choses n'avaient, vraiment, pas évolué dans le bon sens...

Lundi 17 Août 2020

Je continuais à être intégrée à la vie du service grâce au groupe Whatsapp qui avait été créé. Ainsi, j'avais eu connaissance de l'arrivée de deux nouvelles infirmières. C'était une aubaine pour les filles car l'équipe était déjà en sous effectif, alors avec le départ de deux de nos collègues et mon arrêt de travail, c'était loin d'être évident. Apparemment, leur intégration se passait bien.

Je pensais à cette équipe qui continuait à se débattre au

quotidien contre le virus qui semblait faire son retour.

Une des infirmières qui les formait, avait demandé de mes nouvelles et avec toute la bienveillance du monde, encouragé ma petite personne à ne pas hésiter à m'épancher en cas de baisse de moral. J'étais touchée par sa sollicitude.

Je ne pouvais m'empêcher de penser à cette chanson de Stevie Wonder, "For once in my life"...

Qui a dit que la cohésion d'équipe n'existait pas ? ! ! !...

Annexes

MEMOIRE DE FIN D'ETUDES

L'INTERET DU SOIN RELATIONNEL DANS LA PRISE EN CHARGE INFIRMIERE

UE 5.6. S6

ANALYSE DE LA QUALITE ET TRAITEMENT DES DONNEES SCIENTIFIQUES ET PROFESSIONNELLES

20 DECEMBRE 2017

1. INTRODUCTION

Au début de la formation, mes représentations du métier d'infirmière mettaient en avant le côté empathique de cette profession.

Au fur et à mesure des stages et des enseignements, j'ai réalisé que la notion d'empathie était rattachée au soin relationnel. Mis en place de manière naturelle dans un premier temps puis de manière consciente, j'ai compris l'importance de ce concept. De la relation de confiance à la compliance, en passant par l'adhésion au projet de soin, le soin relationnel est la pierre angulaire de la pratique infirmière au quotidien. C'est, donc, naturellement, que j'ai décidé d'en faire l'objet de mes recherches.

2. SITUATION D'APPEL

Dans le cadre de mon stage en rhumatologie, au 3° semestre de ma formation, je suis confrontée à des patients, atteints de lombosciatiques, de polyarthrites rhumatoïdes, de spondylodiscites, présentant une douleur comprise entre 6 et 10 sur 10 sur l'échelle numérique. Parmi eux, se trouve une patiente, Mme G, atteinte d'un cancer du pancréas, temporairement « hébergée par le service ». Mme G nous rapporte constamment une douleur à 10 sur 10. Elle présente tous les signes de la douleur intolérable : gémissements, visage crispé, position fœtale, communication difficile. Les divers antalgiques de palier I, II, III administrés étant inefficaces, je reprends l'alternative non médicamenteuse d'une des IDE (A) du service : j'applique, régulièrement, un pochon de NaCl de 500 ml, préalablement réchauffée au micro-onde, sur le ventre de la patiente en guise de bouillotte. Cela soulage la patiente, mais ne modifie, en rien, le niveau de la douleur chez elle. Elle continue à l'évaluer à 10 sur 10.

Aussi, régulièrement, je vais voir Mme G. Lors de mes passages auprès d'elle, je mets ma main sur son épaule dans un acte de soutien et caresse doucement sa joue. J'adopte une voix douce, d'intensité très basse pour la calmer et la rassurer. Je mets mon visage à la hauteur du sien pour capter son regard. En plus de l'empathie que je manifeste, je lui fais comprendre par ma présence que je suis disponible.

Par la suite, lorsque je réévalue son niveau de douleur, Mme G me répond « 8 sur 10 », avec un léger sourire. Afin d'agir de manière efficace et prolongée sur la douleur, je reviens régulièrement voir la patiente.

Je remarque, alors, que selon les tuteurs, les attitudes face à mon empathie diffère. Certains m'encouragent dans mon action, d'autres ne se prononcent pas.

Le jour de mon bilan de mi-stage, l'IDE (Infirmière Diplômée d'Etat) du matin (C) et moi-même sommes, dans le poste de soins. Alors que j'effectue les transmissions, elle remplit mon portfolio, à la rubrique des appréciations. Pendant qu'elle rédige, elle m'indique qu'elle n'a rien à me reprocher, si ce n'est que je dois être plus rapide. Elle me laisse, par la suite, lire son appréciation : « aime trop le relationnel au détriment des soins ». Je lui demande, alors, de préciser sa pensée. Elle me répond : « Tu passes trop de temps avec les patients. Une fois diplômée, tu n'auras pas le temps de faire du relationnel ».

À ce moment-là, je m'interroge sur la vision des soins relationnels chez les infirmiers.

3. QUESTION DE DEPART

De la relation d'aide selon Carl ROGERS au concept

d'accompagnement dans le cadre des soins palliatifs selon l'HAS (Haute Autorité de Santé), en passant par les attitudes de PORTER, le soin relationnel apparaît comme un des piliers de la posture professionnelle infirmière. Ainsi, le soin relationnel revient à entrer en communication avec le patient. Cette communication est basée sur un incessant va-et-vient de feed back qui implique la compréhension des messages envoyés de part et d'autre. Une relation s'installe alors. Si elle aboutit, elle permet de poser les bases de la relation soignant-soigné.

Les enjeux de la communication, et donc, du soin relationnel semblent considérables. Et c'est ce qui m'a poussée à me questionner :

Quel est l'intérêt pour l'IDE de mettre en place le soin relationnel auprès d'un patient ?

4. METHODE DE RECHERCHE

L'objectif de la méthode de recherche est basée sur le soin relationnel dans la pratique infirmière au quotidien, en l'occurrence, dans un service hospitalier en oncologie et dans un établissement médico-éducatif pour enfants polyhandicapés.

La population interviewée sera composée de 2 IDE débutantes, 2 IDE confirmées ayant plus de 15 ans d'expérience, ceci afin de déterminer l'influence du parcours et de l'expérience professionnels sur le recours au soin relationnel.

Pour cette enquête, j'ai décidé de procéder à des entretiens semi-directifs par le biais de question ouvertes inspirées de ma question de départ. Des questions de relance en cas d'incompréhension des interviewées ou de réponses incomplètes sont prévues.

Tout d'abord, j'ai élaboré une série de questions autour du recours au soin relationnel au quotidien devant idéalement m'apporter des réponses autour de concepts en lien.

Suite à mes recherches sur les différentes orientations du soin relationnel à partir d'ouvrages, sites internet, articles... j'ai réalisé un guide d'entretien. Composé de questions ouvertes (techniques qualitatives de recueil d'informations) et de questions de relance, celui-ci a pour but de maintenir mon objectif et d'affiner l'interview en cas de réponses imprécises ou trop éloignées du sujet.

Je m'attends à rencontrer des difficultés d'ordre émotionnelles et représentatives dans la mesure où c'est la relation soignant-soigné qui est visée. Néanmoins, j'ai orienté les questions du guide d'entretien dans ce sens.

Lors des entretiens, j'enregistrerai les propos des interviewées après accord de leur part à l'aide de mon téléphone portable et ce, afin de pouvoir communiquer librement avec mon interlocutrice. Je retranscrirai, par la suite, ces interviews.

Les difficultés que j'ai finalement rencontrées sont uniquement d'ordre logistique :
- trouver les personnes volontaires devant le fait de se dévoiler
- jongler avec les disponibilités des uns et des autres
- gérer les interruptions causées par les téléphones d'astreinte, les professionnels de santé.

Les infirmières ont répondu à mes questions et attentes avec une grande bienveillance.

5. CADRE THEORIQUE, ANALYSE ET QUESTIONNEMENT

Walter Hesbeen, infirmier et docteur en santé publique, dans son premier ouvrage, publié en 1997, « Prendre soin à l'hôpital » indique que « prendre soin d'une personne est différent de faire des soins à cette personne .»

Néanmoins, tous deux tendent à être indissociables. En effet, les soignants, dans le cadre de soins infirmiers ont recours au soin relationnel au quotidien. Ainsi, comme le dictionnaire des concepts en soins infirmiers le souligne « tout soin sous-tend un mode relationnel, puisqu'il s'inscrit dans une relation entre un soignant, pourvoyeur de soin, et un soigné qui le reçoit. »

De plus, même s'il n'est pas explicitement mentionné dans les compétences de l'infirmière, le cadre législatif sous-entend que l'infirmière doit aussi bien disposer de qualités techniques que de qualités relationnelles.

Ainsi, dans le Code de la Santé Publique, l'article R 4311-2 souligne que « les soins infirmiers préventifs, curatifs, ou palliatifs intègrent qualité technique et qualité des relations avec le malade ». Référentiel infirmier Page 187

L'article R 4311-5 évoque, à l'alinéa 40, l'« entretien d'accueil privilégiant l'écoute de la personne avec orientation si nécessaire » et à l'alinéa 41 l' «aide et le soutien psychologique » qui sont incontournables, aussi bien, en milieu hospitalier qu'en milieu extra-hospitalier.

Référentiel infirmier Page 189

L'article R 4311-6 va plus loin, à l'alinéa 1 et 2, en précisant dans le domaine de la santé mentale, la spécificité de l'« entretien d'accueil du patient et de son entourage » et des « activités à visée sociothérapeutique individuelle ou de groupe ». Référentiel infirmier Page 189

L'article R4311-7 ajoute au rôle propre, à l'alinéa 42, le rôle sur prescription dans le cadre d'« entretien individuel et utilisation au sein d'une équipe pluridisciplinaire de techniques de médiation à visée thérapeutique ou psychothérapique ». Référentiel infirmier Page 190

Le cadre législatif inscrit, donc, le soin relationnel dans la posture infirmière, dans son rôle propre.

Mais qu'en est-t-il de la réalité du terrain ? En quoi le

soin relationnel est-il la pierre angulaire de la pratique infirmière au quotidien ?

Les diverses sources d'information précitées soulignent l'importance du soin relationnel dans la prise en charge du patient. Pour Françoise Bourgeois, ' les soins relationnels représentent un support thérapeutique car le soin se réalise dans et par la relation.' Dictionnaire des concepts Page 389

Ainsi, lorsque je réalise mes interviews auprès des infirmières, celles-ci indiquent, toutes avoir recours au soin relationnel et montrent par-là même qu'elles ont conscience de l'utiliser au quotidien. Trois d'entre elles, l'infirmière C, M, AY disent développer le soin relationnel « tout le temps ».

Les infirmières AY et AZ sont plus précises sur les moments qui sont susceptibles de nécessiter l'usage du soin relationnel :

• «... au moment des soins... pendant les soins de confort et bien-être... » pour l'infirmière AZ

• « […] à chaque fois qu'on rentre dans la chambre d'un patient […] dans des soins compliqués, que peuvent être les poses de sonde, pose d'aiguilles, de soins techniques qui peuvent être douloureux [...]c'est dans les soins de tous les jours, c'est pendant la toilette, c'est tout le temps, en fait, le soin relationnel » pour l'infirmière AY.

Ces réponses me permettent de déduire que le soin relationnel apparaît à tout moment de la prise en charge du patient et que les infirmières le mettent naturellement en place. Celles-ci y ont recours lors de situation où la vulnérabilité du patient est au plus haut. Cet état de fait est illustré par les dires de l'infirmière C : « [...] quand ils sont en insécurité quelque part. »

Selon Cécile Furstenberg (FURSTENBERG,2011) « les personnes malades ou vulnérables d'emblée se trouvent dans une position d'asymétrie par rapport au soignant qui de par sa fonction, ses connaissances, a un certain pouvoir sur lui. »

Le soin relationnel permet alors, aux infirmières de rétablir une relation symétrique entre le soignant et le soigné : les soins techniques, de confort et de bien-être, s'ils ne sont pas liés au soin relationnel, tendent à placer le soignant dans une situation de pouvoir, à faire émerger une relation dominant-dominé. L'infirmière AY évoque même le fait de se dévoiler « un minimum avec eux » pour rétablir cet équilibre. Le recours au soin relationnel dénote, donc, chez ces infirmières un souci de maintenir la communication avec le patient qui prend conscience de la bienveillance et du respect qu'elles lui portent en tant qu'être humain.

C'est ce qui aide le patient à devenir acteur de sa prise en charge.

Dans son livre, « Contes à guérir, contes à grandir », Jacques Salomé (SALOME 2008), psychosociologue et écrivain, nous confie que le soin relationnel est pour lui «

l'ensemble des gestes, des paroles, des attitudes, des propositions réalistes ou symboliques [...] proposé à une personne en difficultés de santé [...]
- pour lui permettre de redevenir un sujet actif
- pour qu'elle puisse retrouver et développer des énergies et des ressources lui donnant accès à davantage d'autonomie physique, à plus de possibles dans ses rencontres avec la vie. ».

Par ces propos, Jacques SALOME introduit les enjeux de la communication car, de manière naturelle ou savamment maîtrisée, les infirmières développent, constamment, le soin relationnel afin de mener à bien leurs objectifs.

Par conséquent, quels sont les enjeux du soin relationnel dans la prise en charge infirmière du patient ?

Concernant le soin relationnel, Marie Leyreloup, infirmière de secteur psychiatrique, dans son article « penser le soin » cite le Guide de service en soins infirmiers de 1986 : ' interventions verbales ou non verbales visant à établir une communication en vue d'apporter aide et soutien psychologique à une personne ou à un groupe.'

Certaines interactions telles que l'entretien d'accueil ou thérapeutique s'appuient sur le soin relationnel.

Ainsi, le dictionnaire des concepts indique que l'entretien d'accueil serait « la rencontre de deux personnes dans un contexte spécifique, mettant en jeu des relations affectives et émotives. Cet échange structuré et tactique aurait un objectif de communication. »

On peut aussi, citer la relation d'aide qui, selon Caroline Naoufal (NAOUFAL, 2014) qui s'est inspirée de Carl Rogers, serait « une relation thérapeutique au sein de laquelle l'aidant(e) est essentiellement tourné(e) vers l'autre, vers son vécu, vers sa souffrance... Il s'agit d'un échange à la fois verbal et non verbal qui favorise la création d'un climat de compréhension et l'apport d'un soutien dont la personne a besoin au cours d'une épreuve. »

Lorsque j'interroge les infirmières, les techniques utilisées sont d'ordre verbal, non verbal et comportemental.

On retrouve, donc, dans :

• les techniques verbales : le langage, l'humour, l'intonation de la voix

• les techniques non-verbales : le toucher, le sourire

• les techniques comportementales : l'écoute active, l'observation, le recours aux ressources humaines, l'attention portée au patient.

Ainsi, lorsque :

• l'infirmière C a recours à l'humour, elle précise : « leur faire aussi des petites blagues pour détendre un petit peu l'atmosphère quand c'est un petit peu compliqué [...] »

• l'infirmière AY utilise le toucher, elle évoque, alors, : « une main sur l'épaule pour les réconforter ». Pour le langage, elle indique : « En les rassurant simplement avec la parole »

- l'infirmière AZ passe par les ressources humaines, elle indique :« se renseigner auprès de l'équipe qui est auprès de lui et le prend en charge dans la vie au quotidien, les toilettes, l'alimentation et tout çà [...]là tu peux trouver une clé. J'essaie toujours d'avoir cette clé pour avoir une relation avec ces jeunes. »

- l'infirmière AY parle de techniques comportementales, elle dit :« [...] dans l'idée de les rassurer, on va plutôt dans l'écoute active [...] », « Pour pouvoir être dans le soin relationnel, il faut être […] dans l'observation de ses statures. Pour remarquer comment il se sent, si on le sent plus renfermé un soir qu'un autre, si on le sent plus déstabilisé, plus inquiet, plus douloureux [...] »

Selon la théorie de Norbert Wiener datant de 1948, basée sur le concept de rétroaction, la communication s'installe lorsque le second répond au message du premier. Dès lors, un incessant va-et-vient de feed-back (rétroaction) commence à travers l'utilisation de techniques verbales et non-verbales. Page 17. « Soins Relationnels » de Marlyne Dabrion.

Au regard de chaque réponse apportée, je peux dire que l'infirmière entreprend des actions calculées, maîtrisées auprès du patient pour atteindre les objectifs propres à chaque prise en charge. Ainsi, lorsque les infirmières mettent en avant l'importance de l'observation, de l'écoute active, du toucher, je perçois que toutes ces attitudes sont le propre de l'infirmière. Au cours des études, des stages, de leur carrière, les infirmières apprennent à maîtriser ces techniques.

Avoir toutes ces attitudes leur permet de mettre en place une relation de confiance, pilier de la relation soignant-soigné et leur confère, aussi, une certaine aptitude à percevoir les messages (attentes et besoins du patient) et à entrer en relation avec lui.

Aussi, Antoine BIOY nous rappelle que « les capacités de communication du soignant améliorent la satisfaction de la personne soignée, son acceptation au traitement et aux actes techniques (…). » Page 91, Dictionnaire des concepts.

De même, Mary Durand Thomas ajoute ' la confiance qui peut rapprocher le malade et l'infirmier est fondamentale pour atteindre pleinement les buts des soins infirmiers. Ainsi, les observations de l'infirmière sont inexactes et incomplètes si elles ne sont pas faites dans une relation de confiance mutuelle.' Page 64 « Soins Relationnels » de Marlyne Dabrion.

La maîtrise des techniques de communication est, donc, déterminante dans l'émergence et la pérennité de la relation de confiance. C'est d'ailleurs la notion de relation de confiance qui est la plus citée dans le cadre des objectifs visés chez les infirmières interviewées. Ainsi, elles perçoivent bien les enjeux du soin relationnel dans la prise en charge du patient. C'est ce que semble nous faire comprendre l'infirmière C lorsqu'elle dit « [...] si y' a pas soin relationnel pendant le séjour du patient, on n'a pas forcément réussi notre travail […] ». En effet, si la relation de confiance est installée, le patient est dans la compliance et dans l'adhésion au projet qui le concerne. Un échec dans l'établissement de la relation de confiance avec le patient signifie que celui-ci n'a pas compris tous les enjeux de la prise en charge, et que l'infirmière va passer à côté d'informations essentielles concernant le patient. C'est ce que confirme l'infirmière AY quand elle dit « tout n'est pas écrit dans les dossiers médicaux, on apprend énormément de choses en discutant avec les patients et en étant dans la discussion et l'observation[...] grâce à çà, on arrive à faire des soins de meilleurs qualité ». Le risque d'une prise en charge partielle est alors plus que présent. Mary Durand Thomas résume bien l'importance de la maîtrise des techniques de communication chez l'infirmière pour éviter cet état de fait :' La contribution du patient est aussi importante que celle du soignant, néanmoins, celui-ci doit être attentif aux éventuelles fluctuations émotionnelles et hésitations du patient. ' Page 64, « Soins Relationnels » de Marlyne

Dabrion.

Cette dernière citation met en évidence une autre problématique. L'infirmière peut avoir la totale maîtrise des techniques de soin relationnel, elle n'est pas pour autant seule dans cette relation.

Qu'est-ce qui peut, donc, remettre en question le soin relationnel dans la relation soignant-soigné ?

Selon Marlyne Dabrion (DABRION, 2014) « Les principaux obstacles à la communication peuvent provenir de l'émetteur du message, du récepteur du message, du message lui-même ou des éléments extérieurs qui interagissent sur ce dernier. »

Par conséquent, plusieurs dimensions apparaissent.

<u>Les obstacles liés à l'émetteur (l'infirmière)</u> :

• une écoute active insuffisante

• un changement de sujet de conversation en abordant des sujets superficiels

• des efforts de réconfort inefficace et inapproprié

• le fait de s'ériger en juge, d'afficher des préjugés, d'utiliser des clichés

• le stress de l'infirmière durant le travail, ressenti ou réel.

<u>Les obstacles liés au récepteur (le patient)</u> :

• une impossibilité d'interpréter fidèlement le message

• une impossibilité de se concentrer sur les problèmes de la personne

• un degré élevé de peur ou d'angoisse de la personne soignée au sujet de la maladie ou de son traitement

• une interférence avec les symboles et les interdits culturels

• un manque de confiance envers le soignant et le système hospitalier.

<u>Les obstacles liés au message</u> :

• des messages inintelligibles : utilisation de termes que la personne ne comprend pas, en particulier le jargon ou la terminologie médicale[...]

• des messages incomplets : présomption que la personne soignée est déjà informée, ayant pour conséquence que ses questions restent sans réponse

• des messages émis par inadvertance : transmission non intentionnelle de message, comme ceux donnant trop de détails, que la personne soignée interprète de manière erronée

• des messages omis : oubli d'expliquer quelque chose que la personne soignée devrait savoir

• des messages contradictoires: transmission d'un message dans lequel les aspects verbaux et non verbaux sont contradictoires, ou transmission de messages différents à la personne soignée par plusieurs personnes de l'équipe

• des messages sans suite : ne pas tenir les promesses faites.

Page 26-27, « Soins Relationnels » de Marlyne Dabrion.

Je retrouve certains obstacles précités dans les interviews menées.

Ainsi, l'infirmière AY nous fait part d'une éventuelle écoute active insuffisante et d'une impossibilité de se concentrer sur les problèmes de la personne: « […] mes pensées sont ailleurs parce que je m'occupe de quelque chose on va dire d'ordre technique dans le service […].

Elle nous parle du stress éventuel qui peut être ressenti par le patient et des conséquences à son niveau, lorsqu'elle dit : « c'est à dire qu'on a trop de soins, qu'on a pas assez de temps pour passer du temps avec le patient et l'écouter comme on devrait; ça nous arrive régulièrement, malheureusement, de ressentir que le patient aurait besoin d'être écouté ».

Concernant les messages sans suite, je rapproche cet état de fait des propos de l'infirmière AY : « […] on lui dit je reviens mais quand on revient c'est plus le moment où le patient aurait voulu être écouté [...] »

L'infirmière AZ traduit l'impossibilité d'interpréter fidèlement le message, lorsqu'elle dit :

« [...] on essaie toujours de voir les réactions sur leur visage Pour voir s'il accepte ou pas le soin, c'est très difficile. Ici l'obstacle c'est aussi, l'interprétation, notre interprétation si elle est fausse. ». De même, chez l'infirmière C, l'obstacle est évoqué : « [...] C'est pas facile à décrypter parce qu'on n'est pas dans sa souffrance. On peut pas forcément comprendre non plus, on essaye mais... [...] ».

Autant d'obstacles qui compromettent la relation de confiance. Je pense qu'à ce moment, le patient ne se sent pas considéré en tant que tel et se retrouve réellement en situation de vulnérabilité. Il est à la fois confronté au monde institutionnel ou hospitalier et se retrouve seul face à ses questions. Il devient, alors, objet de soin puisqu'il n'est plus acteur de sa prise en charge. La communication est rompue et les objectifs sont mis en situation d'échec.

Néanmoins, les infirmières ne sont pas réellement à l'origine du problème et se retrouvent victimes de l'échec de la relation de confiance, de par les problèmes d'organisation lié au service.

Ainsi, les facultés et les aptitudes sont là, mais sont perturbées par des éléments extérieurs qui échappent au contrôle des infirmières.

Didier Anzieu et Jean-Yves Martin distinguent le locuteur (l'émetteur) et le locuté (le récepteur). Page 27, « Soins Relationnels » de Marlyne Dabrion.

Le premier, en soi l'infirmière, peut perturber la communication dans sa manière d'influencer le message par son contenu, ses préjugés, son statut social et son rôle.

Ainsi, Marlyne Dabrion (DABRION, 2014) rappelle que «

la façon de dire les mots modifie considérablement leurs sens. Il est indispensable pour les professionnels d'articuler, c'est à dire de maîtriser sa voix en adaptant le débit, le ton, la diction, le timbre, le volume, et en évitant les mots parasites pour optimiser la communication avec leurs interlocuteurs. » Page 9, « Soins Relationnels »

Néanmoins, « Paradoxalement, la communication verbale ne représente que 5% de ce qui est perçu par un individu, loin derrière la communication non verbale (mouvements, expression, façon de parler, regard…) ».

http://www.etre-bien-au-travail.fr/glossaire/c/communicationverbale (25/11/2009)

La communication non verbale s'effectue, donc, par-delà des mots : Bernard ANDRIEU accentue cet état de fait en soulignant que « le comportement non verbal se voit tout de suite. » Page 25, « Soins Relationnels » de Marlyne Dabrion.

Ainsi, la relation de confiance tient, également, en la qualité de l'écoute.

Marlyne Dabrion (DABRION, 2014) en définit, d'ailleurs, le cadre :« Écouter, c'est être attentif à la fois aux paroles et au langage non verbal dans la communication, comme la tonalité de la voix, le rythme du discours, les hésitations, les sourires ou pas, les mimiques... » Page 24, « Soins Relationnels »

L'écoute, pour atteindre pleinement les objectifs visés,

doit être d'ordre active et non passive.

Ainsi, à travers l'écoute active, l'infirmière montre qu'elle entend, comprend ce que le soigné lui envoie comme message. Elle reformule, reprend les termes énoncés par le patient (écho), l'invite à poursuivre (soutien), ponctue la conversation de silence, acquiesce d'un hochement de tête, récapitule (résume les propos entendus) et relance en cas d'incertitude ou d'incompréhension. L'écoute active utilise, donc, aussi bien des techniques verbales que non verbales. À l'inverse, l'écoute passive n'encourage pas le patient à s'engager dans la relation soignant-soigné.

En effet, selon Ann Faulkner (FAULKNER, 1993) « dans l'écoute passive, la personne qui écoute ne montre aucun signe qu'elle entend véritablement l'histoire qu'on lui raconte. » Page 61, « Interaction efficace avec les malades ».

La relation de confiance dépend, donc, des compétences que l'infirmière détient quant à la façon de transmettre le message au patient. Celui-ci doit se sentir écouté, entendu, compris.

Néanmoins, le patient peut ne pas comprendre le contenu du message.

Selon Marlyne Dabrion (DABRION, 2014) « la compréhension du message par le sujet […] dépend de son intelligence, de sa compétence et de sa culture qui constituent parfois d'insurmontables obstacles à la communication [...] » mais aussi « des éléments psychosociologiques parmi lesquels la situation générale qui joue un rôle essentiel [...] » Page 28, « Soins Relationnels »

Dans le cadre de leurs difficultés à mettre le soin relationnel en place au quotidien, les infirmières évoquent, tour à tour, des obstacles liés à :

• l'organisation : l'infirmière AY me confie : « on a trop de soins [...], on a pas assez de temps pour passer du temps avec le patient et l'écouter comme on devrait [...] ».

L'infirmière M, elle, me dit : « [...] y'a des fois, t'es limitée, donc, tu fais beaucoup plus vite. Quand tu prends ton temps, c'est quand même mieux. »

• des problèmes de concentration causés par la logistique en place. Ainsi, l'infirmière AY ajoute : « mes pensées sont ailleurs parce que je m'occupe de quelque chose, on va dire d'ordre technique, dans le service ou je suis en train de m'inquiéter que le coursier vient pas m'apporter ma transfusion »

• la pathologie et la réceptivité du patient : l'infirmière AY constate que « [...] certains patients qui ont des métastases cérébrales ou des atteintes cérébrales autres que des métastases qui font qu'ils se rendent pas forcément compte de l'interlocuteur [...] on a l'impression qu'ils sont pas réceptifs au soin relationnel [...] ».

L'infirmière C dit cette difficulté avec une certaine

frustration : « [...]quand la personne n'est réceptive à aucun mode de communication, c'est compliqué. »

- l'interprétation de l'infirmière qui peut-être faussée. L'infirmière AZ évoque la difficulté de comprendre les messages transmis par le patient, dans le cadre du polyhandicap : « ce sont des jeunes non communicants[...] ils ont quand même des vocalises, y'a le regard, par exemple, M. est malvoyant mais l'interprétation peut être faussée. »
- des refus de soin : L'infirmière M rapporte : « c'est quand la personne est totalement agressive et refuse tout.[...] alors, on essaye, on essaye mais quand elle veut pas, elle veut pas [...] ».

L'infirmière C confirme : « On a beau faire tous les efforts du monde mais quand la personne, elle veut pas[...] » Néanmoins, toutes deux ne considèrent pas le refus comme un échec mais comme un message transmis par le patient. L'infirmière M reconnaît : «[...] quelqu'un qui vous refuse totalement, c'est mieux de passer le relais à quelqu'un d'autre. ». L'infirmière C relativise : « Elle nous exprime son mal-être, autrement.[...] le refus de soin, c'est une communication, aussi. »

Les réponses apportées par les infirmières me font penser que le patient non compliant représente la difficulté première de la mise en place du soin relationnel. Parce qu'il rompt la dynamique que l'infirmière tente de créer.

Néanmoins, cette rupture n'arrive pas sans raison : si le patient refuse le soin, c'est parce qu'il manque un maillon dans le processus d'élaboration de la relation de confiance. Les techniques de communication sont non abouties et le message transmis peut ne pas correspondre aux attentes et besoins du patient. Si les techniques de communication sont non abouties, ce n'est pas forcément du fait de l'infirmière mais plutôt du fait de parasites tels que le manque de temps, l'affluence de soins. Monique Formarier (FORMARIER, 2007) dans son article « la relation de soin, concepts et finalités » souligne cette difficulté « Il est courant de dire que les infirmières ne passent pas suffisamment de temps relationnel auprès des patients.[...] Bien souvent, les soignants sont confrontés à des dilemmes, partagés entre leurs valeurs professionnelles et les charges de travail à assumer.

Or, il est plus facile et plus rapide de parler, d'identifier et de pratiquer des techniques de soins que de décrire et d'aider un patient mourant à gérer son angoisse et la détresse de sa famille ».

Ainsi, selon moi, le temps est LE facteur favorisant du soin relationnel comme l'indiquent deux des infirmières interrogées.

Le temps rend le patient compliant car, comme le dit Marlyne Dabrion (DABRION, 2014) « l'apprentissage de la confiance est un processus lent et les infirmières peuvent aider les patients à apprendre à avoir confiance. » Page 64, « Soins Relationnels »

Mais, dans la précédente citation de Monique Formarier (FORMARIER, 2007) et le discours des infirmières interviewées, une autre dimension apparaît qui me fait penser que le soin relationnel est mis en place de manière plus prononcée dans certaines disciplines : celle du patient non communicant ou atteint d'une pathologie à pronostic critique.

Quelles disciplines, alors, sont plus propices au soin relationnel ? Et pour quelles raisons, ces disciplines, nécessitent-elles le recours au soin relationnel ?

Selon le dictionnaire des concepts, « la maladie psychiatrique est en partie une pathologie de la relation », ce qui « induit un mode de relation à l'autre souvent inadapté ou défaillant ». Page 389, « Dictionnaire des concepts ».

Ainsi, « les services de psychiatrie sont les lieux privilégiés des soins relationnels. Ceux-ci ne sont pas uniquement fonctionnels dans la prise en charge. Ils constituent l'essence même de la prise en charge des patients atteints de troubles mentaux. Les soins relationnels ici sont déclinés[...]au niveau infirmier par l'utilisation des entretiens infirmiers[...]des entretiens d'aide[...] d'ateliers à visée sociothérapeutique. » Page 212, « Soins Relationnels » de Marlyne Dabrion.

Néanmoins, la psychiatrie ne détient pas le monopole du soin relationnel. En effet, les disciplines prenant en charge des pathologies à pronostic critique sont intimement liées à l'usage du soin relationnel. Ainsi, l'oncologie y a constamment recours pour une prise en charge efficiente du patient.

Selon Fanny Soum-Pouyalet (SOUM-POUYALET, 2006) dans son article « le risque émotionnel en cancérologie », « […] Aujourd'hui, malgré les efforts du corps médical pour dédramatiser ce terme et rendre compte des avancées thérapeutiques qui font du cancer une maladie « qui se soigne », le mot "cancer" revêt encore une symbolique morbide très ancrée dans les représentations sociales[...]En raison de ces représentations sociales de la maladie, le cancer modifie radicalement les relations du malade [...] avec les divers mondes sociaux dans lesquels il est impliqué.

Pour cette même raison, la circulation des émotions entre patients, équipe médicale et entourage (famille, amis, relations professionnelles…) fluctue au long des différentes étapes du parcours thérapeutique. La diversité des cas de cancer, les différences importantes entre les pronostics médicaux et les incertitudes de survie qui les accompagnent, influent aussi sur la complexité des émotions des patients et par extension, sur la qualité de la communication entre soignants et patients. »

Les infirmières en oncologie traduisent bien la vulnérabilité du patient face à sa pathologie, l'intensité des traitements chimiothérapeutiques et la découverte d'un nouveau monde : l'infirmière AY raconte : « [...]au tout départ, quand les patients viennent pour la première chimio, par exemple, pour la première hospitalisation, on leur explique déjà énormément de choses dès les premières hospitalisations et ils ont déjà été vu en amont par l'infirmière d'annonce, donc,on fait tout pour qu'ils soient le mieux encadrés et le plus rassurés dès qu'ils arrivent dans le service parce que ça peut être impressionnant. ». L'infirmière C précise : «Ils sont dans un monde [...] inconnu, être à l'hôpital c'est pas anodin, c'est pas rassurant, donc, je pense que [...] il faut les accompagner et leur dire que ça va bien se passer du mieux qu'on puisse faire, en tout cas. »

Finalement, j'en déduis que plus le pronostic de survie est engagé, plus le recours au soin relationnel est omniprésent. Fanny Soum-Pouyalet (SOUM-POUYALET, 2006) confirme ma pensée lorsqu'elle dit : « Les témoignages […] insistent sur l'importance de la communication dans ce qu'il est convenu d'appeler « l'annonce de la maladie », bien que cette phase d'annonce se déroule souvent en plusieurs étapes. « Il y a un avant et un après l'annonce » [...].

C'est un moment-clef qui fait de l'individu un malade. La

charge émotionnelle y est particulièrement importante [...] »

De même, j'ai pu constater que la prise en charge du patient polyhandicapé repose, en grande partie, sur la maîtrise des techniques de communication et plus précisément la communication non verbale. En effet, ce sont des patients non communicants qui présentent « une déficience mentale sévère ou profonde, un déficit moteur grave entraînant une mobilité réduite et une restriction extrême de l'autonomie, des handicaps neurologiques, intellectuels et moteurs auxquels s'ajoutent fréquemment des déficits auditifs ou visuels et des troubles comportementaux et relationnels. Le polyhandicap est un état de santé grave. » www.aphp.fr/prises-en-charge-specialisees-du-polyhandicap

Ainsi, la compréhension du message délivré par l'émetteur (le patient polyhandicapé) dépend totalement, pour cette discipline, de l'observation et de l'interprétation du récepteur (l'infirmière). L'infirmière AZ traduit bien la difficulté d'interpréter ces messages : « On essaie toujours de voir les réactions sur leur visage. Est-ce que, vraiment, on répond à leur besoin ?

Par rapport à habituellement ou au repos, quand il dort, on observe vraiment les réactions.

Pour voir s'il accepte ou pas le soin, c'est très difficile. »

Ainsi, comme Marlyne Dabrion (DABRION, 2004) le

souligne : « la communication non verbale est au même titre que les autres alternatives un outil fondamental en soins infirmiers.

Cet outil est d'autant privilégié que les patients peuvent dans bien des cas, y avoir recours car n'ayant à disposition que ce moyen pour communiquer quand ils sont ponctuellement ou définitivement privés de parole. »

Je pense, donc, que le soin relationnel est omniprésent dans ces disciplines où le patient nécessite d'être accompagné de par sa dépendance aux soins, l'éventualité d'une dégradation physique causée par sa pathologie, et par conséquent un pronostic critique de survie associé à une douleur psychologique. C'est que j'ai retrouvé dans les propos de Cécile Furstenberg (FURSTENBERG, 2011) infirmière en soins palliatifs, qui place de manière définitive, le soin relationnel comme interaction inévitable et évidente entre soignant de cette discipline et soigné, à travers la notion d'accompagnement : « La pratique des soins infirmiers s'inscrit dans une rencontre entre personne soignée et des personnes soignantes. Il s'agit pour les soignants de rencontrer une personne sur le chemin particulier de sa vie et de faire un bout de chemin avec elle, allant même jusqu'au « bout du chemin ». Cette rencontre et le cheminement qui suit relèvent d'une relation riche qui permet d'accompagner et d'être accompagné par quelqu'un en qui on a une certaine espérance. »

Suite à tous ces témoignages autour de la maîtrise des techniques de communication, je me suis demandée ce qui pouvait avoir une influence sur le recours au soin relationnel dans la pratique infirmière au quotidien.

Les infirmières interviewées, tour à tour, ont parlé de l'importance de :

• l'équipe pluridisciplinaire. L'infirmière M m'explique : « tout ce qui est réunion, [...] avec toute l'équipe, [...] les médecins qui donnaient leur point de vue et qui expliquaient bien la maladie, [...] avec le côté éducatif [...] »

• la formation. L'infirmière M précise : « [...] toutes les petites formations que l'employeur a pu donner, par exemple sur la déglutition, les troubles du comportement, comment gérer son temps ou tout un tas de formation comme çà, collectives qui ont pu aider. »

• l'enseignement. L'infirmière M relate : « [...] j'étais tombée avec une monitrice, [...] qui était diabétique et qui [...] faisait régulièrement des séjours à l'hôpital, et qui nous a vraiment formés, insisté sur la relation infirmière-patient [...] ».

L'infirmière AY avoue : « [...] on avait bien des cours sur çà, mais [...] peut-être que sans le savoir, on les utilise [...] »

• les stages. L'infirmière C évoque : « [...] les différents stages [...] ». l'infirmière AY admet : « [...] en stage, on est quand même amené à faire du soin relationnel. »

• l'expérience et le parcours professionnels : l'infirmière M m'indique : « toutes les expériences,[...] que j'ai pu avoir depuis le début de ma carrière, [...] ». L'infirmière AZ relate son parcours professionnel riche et varié en cabinet libéral, oncologie, hématologie, cardiologie, soins de suite en gériatrie et ajoute : « j'ai eu un parcours autour du relationnel.» L'infirmière AY, elle, constate : « au début, c'était plus gauche avant, voilà. moins à l'aise [...] »

• la motivation, selon l'infirmière AZ. Dans le cadre de son métier en établissement médico-éducatif, l'infirmière M insiste : « [...] il faut avoir le tempérament à s'occuper de personnes qui sont complètement handicapées [...] il faut quand même cette volonté [...] Voilà, ça c'est la première ressource. »

Dans ce qui peut avoir une influence sur le recours au soin relationnel, dans la pratique infirmière au quotidien, la formation peut être répertoriée. En effet, toutes les activités implicitement liées au soin relationnel présentes dans le cadre législatif se retrouvent dans la formation infirmière, selon l'arrêté du 31 Juillet 2009.

Ainsi, de manière progressive, les étudiants en soins infirmiers sont sensibilisés au soin relationnel pendant trois ans. Ceci afin de l'inscrire dans la posture professionnelle infirmière, dans le cadre de la relation soignant-soigné.

Le référentiel infirmier indique le nombre d'heures dispensées à ce titre, leurs contenus et leurs objectifs.

Dans le cadre de l'unité d'enseignement 4.2 du semestre 2, les étudiants accèdent à une initiation au soin relationnel consistant en l'identification de concepts tels que la relation, le toucher, la communication verbale et non verbale, la négociation, la médiation...

L'objectif est de communiquer et de conduire une relation dans un contexte de soins.

Dans le cadre du semestre 3, le concept de soin relationnel s'affine et est mis en rapport avec la relation d'aide, l'entretien infirmier, l'alliance thérapeutique, l'identification des réactions comportementales et leurs manifestations, la relation adaptée à des situations spécifiques (crise, détresse, deuil, conflits, violence...).

Le référentiel de formation indique également que « les soin relationnels sont réalisés en stage et validés sur le port folio. » Il ajoute que « les comportements professionnels font l'objet d'analyses approfondies permettant à l'étudiant de trouver une position juste et acceptable dans sa relation avec les personnes dont il prend soin. » Page 95-96, Référentiel infirmier.

Concernant les diplômes antérieurs à 2009, je n'ai pas trouvé d'informations. Néanmoins, l'infirmière M assure qu'il n'y avait pas de modules en soins relationnels à l'époque.

Il est, aussi, important de dire l'influence que les stages peuvent avoir sur la vision que l'étudiant aura du soin relationnel. Ainsi, si l'étudiant présente des aptitudes personnelles, le fait d'être formé par une IDE ayant recours aux soins relationnels pourra influencer sa posture professionnelle et développer sa fibre relationnelle. Ceci implique la compréhension des enjeux liés au soin relationnel tels que la compliance du patient et l'alliance thérapeutique, chez l'étudiant.

Selon Monique Formarier (FORMARIER, 2007) « Une grande partie de l'apprentissage des infirmières (qu'elles soient étudiantes ou novices dans la discipline) se fait par transmission directe des savoirs, des expertes vers les moins expérimentées. » L'infirmière M l'a bien compris : « ça dépend de l'infirmière sur qui tu tombes. »

À la lumière de tous ces éléments, je pense que la formation infirmière constitue la base du soin relationnel. Mais sans les aptitudes personnelles, il est plus difficile pour l'infirmière de mettre en place la communication. D'ailleurs, l'infirmière AZ en a bien conscience : « […] je pense avoir une qualité, c'est l'écoute [...] »

Le recours au soin relationnel implique que l'infirmière ait la volonté d'aller vers l'autre et comme dit l'infirmière AY : «[...] qu'il sente qu'on s'occupe bien d'un humain qu'il est, et pas d'une pathologie et d'une maladie, d'un traitement uniquement. Parce que si on soigne simplement son cancer , on peut ne pas faire de soin relationnel [...] »

L'infirmière, selon moi, dans son investissement est le moteur du soin relationnel car si elle n'est pas à l'origine de la mise en place des techniques de communication, le soin relationnel et la relation soignant-soigné ne sont pas, n'existent pas. C'est cet investissement que l'on retrouve dans les propos de Fanny Soum-Pouyalet (SOUM-POUYALET, 2006): « Ils (les soignants) font abstraction des rôles de chacun pour se retrouver sur le terrain commun de l'individualité et d'une condition humaine partagée.

Ils s'investissent en tant qu'êtres humains et non plus seulement en tant que techniciens de la santé en prise avec un corps malade. Une autre forme de relation se crée, qui engage le soignant au-delà de sa fonction initiale et l'expose en tant que personne. »

6. QUESTION DE RECHERCHE

Dans les situations exposées par les infirmières, trois ont retenu mon attention :

• L'infirmière AZ relate un épisode avec un patient polyhandicapé présentant des troubles de la communication (après recherche : troubles autistiques) et victime de maltraitance car il inspire la peur chez certains soignants

• L'infirmière C raconte qu'elle a été confrontée à une

patiente sourde et muette et qu'elle a dû s'adapter et trouver de nouvelles stratégies

• L'infirmière M explique comment elle a réussi à faire prendre son traitement à un patient non communicant polyhandicapé.

Ces situations sont particulières dans le cadre de la relation soignant-soigné car elles sont quasiment unilatérales en matière de communication : la motivation de l'infirmière est, ici, primordiale dans le cadre de la prise en charge du patient non communicant. Sa vulnérabilité est non seulement liée aux soins mais aussi à la stigmatisation de leur pathologie et déficience.

Ce qui m'amène à me poser cette question :

En quoi la motivation de l'infirmière dans le recours au soin relationnel influence-t-elle le maintien d'une relation symétrique avec un patient non communicant ?

7. CONCLUSION

Laurent Morasz (MORASZ, 2003) considère que « la plainte est (...) un langage qui se

constitue comme modalité potentielle d'expression et de communication. Le message qu'elle porte fera sens si la nature et la qualité de l'écoute que peut et doit avoir chaque soignant sont adaptées et dynamiques. ». Page 117, « Prendre en charge la souffrance à l'hôpital ».

Tels sont les enjeux de la communication et par là-même du soin relationnel : la maîtrise des techniques de communication et la capacité du soignant à déchiffrer le message transmis par le patient nécessaires à une prise en charge holistique et efficiente. Tous ces paramètres regroupés, la relation soignant-soigné se base idéalement sur une relation de confiance solide.

Néanmoins, malgré ces compétences, l'infirmière peut être confrontée à diverses difficultés :
le manque de temps, une interprétation erronée, un patient non communicant...

À cet instant, c'est la capacité de l'infirmière à dépasser ces obstacles par ses ressources personnelles qui sera déterminante et permettra au patient incompris ou non communicant d'avoir confiance en lui, en elle et en l'institution.

Bibliographie du Mémoire

TEXTES LEGISLATIFS-PARTIE REGLEMENTAIRE-PROFESSIONS
D'INFIRMIER OU D'INFIRMIERE :
Art. R. 4311-2, Art. R. 4311-5, Art. R. 4311-6, Art. R. 4311-7 du Code de la Santé Publique.

REFERENCES ELECTRONIQUES :

FURSTENBERGC.https://www.cairn.info/revue-recherche-en-soins-infirmiers-2011-4-page-76.htm

HAS, « l'essentiel de la démarche palliative », 2016 disponible sur https://www.hassante.fr/portail/jcms/c_2730546/fr/l-essentiel-de-la-demarche-palliative

LEYRELOUP M.http://www.serpy.org/formation debat/sonia petit.html

NAOUFALC.http://rechercheensoinsinfirmiers.com/2014/05/03/les-sept-concepts-de-larelation-daide/

SOUM-POUYALET F.https://faceaface.revues.org/257 mis en ligne le 01 04 06

http://www.cnrtl.fr/lexicographie/confiance

https://www.espacesoignant.com/soignant/soinsrelationnels/toucher-dans-le-soin

http://www.canalvie.com/famille/grossesse/articles-grossesse/recourir-a-l-haptonomie-letoucher-affectif-pendant-la-grossesse-1.986251

http://reseaux-sante-ca.org/IMG/pdf/extraitdouleur_et_pa_bis.pdf

www.aphp.fr/prises-en-charge-specialisees-du-polyhandicap

http://www.etre-bien-au-travail.fr/glossaire/c/communication-verbale mis en ligne le 25 11 2009

OUVRAGES :

ARGENTY J. (Juin 2012) sous la direction de Régine Maufoux-Immergout Précis de soins relationnels Ed. LAMARRE

BERLEMONT C. (Septembre 2016) Revue Douleurs Evaluation-Diagnostic-Traitement-
Vol.17, n°4 Page 211-216 Entretien avec Christine Berlemont, infirmière ressources douleurs

CHEVALIER B. (Décembre 2014) Revue Objectifs Soins&Management, n°231, L'art de
soigner: de la pratique à la réflexion. Page 40 à 42

DABRION M. (Janvier 2014) Soins relationnels, Ed. DE BOECK et ESTEM1

FAULKNER A. (Septembre 1993) Interaction efficace avec les malades, Ed.
EDISEM/LAMARRE

HESBEEN W. (Mars 1997) Prendre soin à l'hôpital, Ed.

MASSON

MORASZ L. (Mars 2003) Prendre en charge la souffrance à l'hôpital, Ed. DUNOD

PAILLARD C. (Avril 2015) Dictionnaire des concepts en soins infirmiers, Ed. SETES (2°édition)

Référentiel infirmier mis à jour au 01 janvier 2015 Ed. BERGER-LEVRAULT

SALOME J. (2008) Contes à guérir, contes à grandir Ed. LE LIVRE DE POCHE

IMAGE DE COUVERTURE :

"La création d'Adam" de Michel Ange [en ligne], consulté le 21 12 2017, disponible à

l'adresse :https://www.bing.com/images/search ?q=la+cr%C3%A9ation+d%27adam&id=1AEFD8E2E33C50D7A8B1AB28A2813C4421C1FF26&FORM=IARRTH

ANALYSE DE SITUATION

THEME ET CONTEXTE

Dans le cadre d'un stage de 10 semaines en service d'hospitalisation en oncologie, j'ai eu à charge des patients atteints de divers cancers à différents stades. De l'annonce du diagnostic aux soins palliatifs en passant par la décision de la mise en place d'une chimiothérapie dans le cadre de la RCP (Réunion de Concertation Pluridisciplinaire), les professionnels de santé sont nombreux et leurs rôles sont différents. Mais, tous sont indispensables au patient dans l'appréhension de sa pathologie.

CHOIX DE LA SITUATION ET ARGUMENTATION

J'ai choisi le thème de l'approche de la mort chez les infirmières d'annonce avec qui j'ai passé une journée. Ce thème m'a interpellée par les stratégies d'adaptation développées par ces professionnelles pour pouvoir mener leur mission à bien et répondre aux attentes des patients.

DESCRIPTION DE LA SITUATION SELON L'HEXAMETRE DE QUINTILIEN

Mon stage n'a pas réellement débuté puisque je suis de

nuit et commence, demain soir.

Néanmoins, aujourd'hui, je passe toute une journée avec les deux Infirmières d'annonce du pôle Oncologie. Leur emploi du temps de la journée débute par le récapitulatif des appels à passer aux patients, dans le cadre de leur suivi. Ainsi, j'assiste à un inventaire de noms de patients inconnus pour lesquels elles s'échangent des informations, des nouvelles.

La première IDE, J, énumère et parle de Mr M qui subit une altération de son état général ; de Mme D qui supporte bien son deuxième cycle de chimiothérapie ; de Mr R qui voit son cancer évoluer par des métastases cérébrales...

J évoque, alors, Mr T. L'IDE A., répond de suite: « Il est "dead" ! ».

La première raye le nom de sa liste.

J reprend et évoque, maintenant, Mr I. L'IDE A répond : « Il est "dead", lui aussi ».

A regarde, soudain, sa montre : « faut qu'on se dépêche, on a RCP (Réunion de Concertation Pluridisciplinaire) dans pas longtemps et je veux pas être en retard. »

QUESTIONNEMENT ET ANALYSE

Les infirmières ne s'attardent pas sur les circonstances de la mort des patients. Pour quelles raisons agissent-elles, ainsi ?

Afin de comprendre le comportement des infirmières d'annonce, j'ai d'abord cherché à déterminer leur rôle dans la prise en charge des patients cancéreux.

Le cadre législatif en lien avec le rôle de l'infirmière du dispositif d'annonce relève de plusieurs articles comme :

• l'article R4311-1 du CSP (Code de la Santé Publique): [...] les infirmiers et les infirmières exercent leur activité en relation avec les autres professionnels du secteur de la santé, du secteur social et médico-social et du secteur éducatif

• l'article R4311-2 : Les soins infirmiers préventifs, curatifs ou palliatifs, intègrent qualité de techniques et qualité des relations avec le malade. […]

Ils ont pour objet […] de :

1. protéger, maintenir, restaurer et promouvoir la santé physique et mentale des personnes ou l'autonomie de de leurs fonctions vitales physiques et psychiques en vue de favoriser leur maintien, leur insertion ou leur réinsertion dans leur cadre de vie familial ou social

2. concourir à la mise en place de méthodes et au recueil des informations utiles aux autres professionnels, et notamment aux médecins pour poser leur diagnostic et évaluer l'effet de leurs prescriptions ;

3. de participer à l'évaluation du degré de dépendance des personnes

4. de contribuer à la mise en œuvre des traitements en

participant à la surveillance clinique et à l'application des prescriptions médicales contenues, le cas échéant, dans des protocoles établis à, l'initiative du ou des médecins prescripteurs

5. de participer à la prévention, à l'évaluation et au soulagement de la douleur et de la détresse physique et psychique des personnes, particulièrement en fin de vie au moyen des soins palliatifs, et d'accompagner, en tant que de besoin, leur entourage

• l'article R4311-3 : relèvent du rôle propre de l'infirmier ou de l'infirmière les soins liés aux fonctions d'entretien et de continuité de la vie et visant à compenser partiellement ou totalement un manque ou une diminution d'autonomie d'une personne ou d'un groupe de personnes. […] Il identifie les besoins de la personne, pose un diagnostic infirmier, formule des objectifs de soins, met en œuvre les actions appropriées et les évalue. Il peut élaborer, avec la participation des membres de l'équipe soignante, des protocoles de soins infirmiers relevant de son initiative

• l'article R4311-5 : Dans le cadre de son rôle propre, l'infirmier ou l'infirmière accomplit des actes ou dispense des soins suivants visant à identifier les risques et à assurer le confort et la sécurité de la personne et de son environnement et comprenant son information et celle de son entourage comme :

1. alinéa 40 : l'entretien d'accueil privilégiant l'écoute de la personne avec orientation si nécessaire
2. alinéa 41 : l'aide et soutien psychologique
• l'article R4311-6 : la surveillance et évaluation des engagements thérapeutiques qui associent le médecin, l'infirmier ou l'infirmière et le patient.

Ainsi, propre aux établissements ou services hospitaliers de soins en oncologie, le recours aux infirmières d'annonce résulte d'une mesure (n°40) du plan cancer 2003-2007 faisant suite à une demande forte des patients cancéreux. Celles-ci ont, donc, pour rôle d'accompagner le patient cancéreux à tous les stades de la maladie : annonce du diagnostic avec le médecin, explications du déroulement des soins, les démarches administratives, les problèmes que vont occasionner la maladie au quotidien (familiaux, sociaux, professionnels...).

Elles ont pour rôle :

• d'écouter le patient pour que celui-ci puisse exprimer son ressenti, ses émotions et ainsi, avoir la meilleure prise en charge car elles agiront en conséquence

• d'informer le patient sur la stratégie thérapeutique, les consultations, sur les points qui nécessitent une ré-explication

• d'orienter le patient vers des pistes adaptées selon son profil psychologique, économique, sociale et culturelle.

Toutes ces actions impliquent un certain investissement auprès des patients de la part des infirmières d'annonce avec pour objectif d'établir une relation de confiance avec celui-ci.

Celle-ci est indispensable pour que le patient puisse bénéficier d'une prise en charge efficace.

De cette manière, les infirmières d'annonce peuvent pleinement jouer leur rôle de plaque tournante entre professionnels de santé hospitaliers, de ville et le patient car toutes les informations transitent par elles.

Ainsi, elles ont un lien privilégié avec les patients qu'elles suivent à tous les stades d'évolution de la pathologie quelle qu'en soit l'issue.

Comme j'ai pu le voir, lors la journée passée avec elles, elles ont aussi un rôle de suivi auprès du patient : De par cette prise en charge holistique, les infirmières d'annonce s'informent de la tolérance des patients face aux traitements, donnent des conseils quant aux actions à entreprendre afin d'en diminuer les effets secondaires (éducation thérapeutique), anticipent sur les difficultés rencontrées au quotidien et proposent des solutions adaptées auprès de professionnels...

Elles sont, donc, témoins, au quotidien des angoisses, souffrances psychologiques et physiques du patient. Elles sont, régulièrement, confrontées, comme évoqué dans la situation plus haut, à la mort.

Ainsi, dans la scène, l'IDE refoule ses émotions, ceci afin d'en avoir la maîtrise devant un événement difficile à supporter, en l'occurrence, la mort du patient connu et suivi pendant sa maladie.

AUTO-EVALUATION

Dans le cadre de cette relation soignant-soigné assez forte, l'infirmière d'annonce, comme tous les professionnels de santé, se doit de se protéger par divers moyens et développe, donc, des mécanismes de défense. Il est important de ne pas se laisser envahir par ses émotions pour se préserver psychologiquement et physiquement.

Agir ainsi permet, aussi, à l'infirmière d'annonce de rester professionnelle et disponible pour les autres patients. Ce qui apparaît, donc, dans un premier temps, comme une banalisation de la mort est, en fait, une stratégie d'adaptation face à la mort, un moyen de pouvoir continuer sa journée et de remplir sa mission quotidienne.

Ainsi, la rupture qui apparaît dans la conversation face à l'évocation de la mort est significative des enjeux que peut représenter le professionnalisme de l'IDE d'annonce. Une bonne gestion des émotions permet d'être un bon professionnel et de maintenir le sentiment de sécurité nécessaire à l'exercice de la fonction.

Par la suite, pendant le stage, j'ai pu constater que les stratégies d'adaptation étaient constamment utilisées par les professionnels de ce pôle, fréquemment confrontés à la mort.

Ainsi, celles qui reviennent le plus souvent sont la distance émotionnelle, l'humour noir.

Celui-ci est la stratégie la plus utilisée. En effet, il permet au soignant d'extérioriser ses émotions, sans les refouler, tout en restant maître de la situation. C'est aussi un moyen d'échanger entre collègues, sur le sujet.

Car, si le refoulement est efficace dans un premier temps, il montre ses limites par la suite. Il aboutit à une accumulation d'émotions non extériorisées qui peut devenir un poids pour le soignant et générer un burn-out ou un épuisement émotionnel chez le soignant.

Aussi, je me suis renseignée sur l'existence d'un psychologue dédié aux soignants dans le cadre de la fréquence des décès sur le pôle Oncologie (11 décès en 5 semaines). À la connaissance des soignants de ce service, aucune action n'est proposée, dans ce sens.
Néanmoins, certains me confiaient ne pas être intéressés par ce genre de prise en charge et préféraient discuter de leur ressenti entre eux.

Bibliographie de l'analyse de situation

Ouvrages :

• Référentiel infirmier

• Le dispositif d'annonce, Grand public, Information destinée aux patients atteints de cancer,

Édition actualisée, Octobre 2009

Sources internet :

• http://www.infospatients.fr/communiquer_information_patient_annonce_diagnostic_annonce_maladie_grave_entretien_medecin_patient/etablir_la_relation_entretien_medecin_patient_annonce_diagnostic_information_patient/la_consultation_d_annonce/le_dispositif_d_annonce.html

• https://projet.chubesancon.fr/pmb/PMB_Ecoles/opac_css/doc_num.php?explnum_id=995

• https://laptitesylvia.wordpress.com/2013/11/02/la-distance-professionnelle/

• http://www.aqcsi.org/pages/strat_adap_def.pdf

• http://www.inrs.fr/risques/epuisement-burnout/ce-qu-il-faut-retenir.html

Sommaire

I.	Stage en oncologie	11
II.	Fausse délivrance	17
	Fausse délivrance (suite)	25
III.	La quête du Graal	35
IV.	Albator and Co	63
V.	Maltraitance et désillusion	79
VI.	Confinement	123
VII.	Heureux qui comme Ulysse...	171
VIII.	Tes derniers jours	181
IX.	Déconfinement et complications	195
X.	Epilogue	205

Annexes

- Mémoire et Bibliographie   219/255
- Analyse de situation et Bibliographie   259/269

Vous pouvez retrouver mon actualité sur les réseaux sociaux :

sur internet
https://marie-souton-auteur.com

et sur Instagram marie.souton

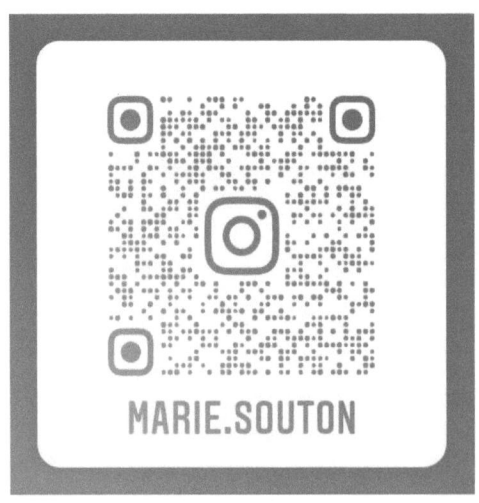